A子と不妊治療

——日本初の不妊治療医療過誤訴訟を経て——

荒木晃子 著

晃洋書房

本書を、いまは亡き天国の父と、今も病院のベッドに横たわる母へ捧げる。
本書は、ふたりがこの世に生きた証、後世に遺した命の産物である。

A子の経験が誰かの為に役に立つのかどうか、お父さんにはよくわからない。

しかし、A子と同じように、たくさんの不妊に悩む人たちが、今のお前をみたならば、それは励みになるだろう。

お父さんは、お前に十分なことをしてやれなかったかもしれないけれど、お父さんがお前に話したことや、お前をどんなに可愛く思っているのかを話してくれたらうれしい。

でも、それは、お父さんが死んだあとでいいだろう。

A子は、お父さんたちも経験したことのないことを経験した強い子だ。

お父さんは、自分の娘を誇りに思う。

恥ずかしくて他人には言えないがね。
お前ならきっと、思うように生きていけるだろう。
お父さんが死んだあとも、お前の人生は続く。
（中　略）まぁ、お前の人生だ。
お前の好きに生きればいい。
お父さんは、お前がさびしくなければ、それでいい。
そのことを忘れないでくれ。

（全文は本書二一七頁に掲載）

本書を手に取ったあなたへ

〝それ〟は誰にでも起こり得ること。

何故か、〝その時〟が来るまで、誰も何も伝えることをせず、知る必要を感じることもなく、「治療すれば大丈夫」と間違って思い込んでいること。誰もが「自分に・家族に起きるはずはない」と思っている・思いたい・思っていたこと。これまでに〝起きた事実〟はすべて沈黙の闇に葬り去り、過ぎ去った過去として人々の記憶から抹消し、語り継がれることのなかった家族の問題。

――それが、筆者の知る「不妊」です。

はじめに

本書に登場する人物は、それぞれの立場で不妊を語り、家族を語ります。もちろん全員、実在の・実在した人物です。彼らはインタビューの中で、〝その時「家族」に何が起きたか〟を語っています。

第1章に登場するB子さんは、筆者が取材する過程で出会った素敵な女性です。彼女はかつて、生殖医療技術のない時代に不妊を体験し、その時代を生き抜いた女性の一人でもあります。現在、とかく不妊は、生命科学技術や生殖医療の問題として取り挙げられがちですが、B子さんにとっては、〝それ以前の問題〟だったのです。

本書の大半は、「不妊」に人生を翻弄された当事者女性A子さんの物語です。その語りには、A子さんとパートナー、また、家族として〝わが子の不妊〟を経験したお二人のご両親など、実際の家族の他に、姉妹・友人などが登場します。なかには、この世に誕生した新しい命のエピソードもありました。彼らもまた、かつて不妊を経験した家族でした。

本書は、A子さんと、A子さんを取材する過程で筆者が出会った人々が語る「不妊と家族の物語」です。彼女は、共に暮らした家族の思い出を記憶のかなたに消し去ることもかなわず、これまで、それを語る機会すらなかったといいます。

現在、「当事者の六組に一組が通院する」不妊治療を経験したA子さんの、かつて生活を共にした家族を襲った不妊問題。その事実の語りには、血の継承問題、女性の性役割、家長制度の負の遺産、利己的な利益に出産を利用する女性、親のエゴなど、さまざまな人間の欲望が潜在し渦巻いていました。

本書では、A子さんへの取材から、不妊を経験した家族の足跡を共にたどり、彼女の家族と、その人生を翻弄した不妊の実態をみなさんに知っていただきたいと思います。本書を読み終えたとき、あなたが「不妊は他人事ではない」と実感してくださることを、筆者は切に願います。不妊はあなた自身に、また、あなたの子どもや身近な大切な人に、いつか起こり得る出来事なのです。

目次

本書を手に取ったあなたへ
はじめに

第Ⅰ部　不妊の現在・過去・未来

第*1*章　沈黙の時代 …… *3*
不妊よもやま話（*3*）
不妊治療ひとこと解説（*5*）
歴史の幕開け（*6*）
沈黙の物語　エピソード①――〝うまずめ〟とよばれた女性の語り（*7*）
沈黙の物語　エピソード②――〝もう一つの家族〟の語り（*10*）

おわりに　(11)

第2章　生殖革命の時代 …… 14
《注目されなかったトピックス》　(14)
生殖革命の夜明け　(14)
不妊を治療する時代の到来　(16)
生殖革命の物語　エピソード①――福音をきいた女性の語り　(16)
《二〇一〇年のトピックス①》　(22)

第3章　変化するもの・しないもの …… 23
《二〇一〇年のトピックス②》　(23)
報道された出生　(23)
「与える人」と「与えられる人」　(24)
負のスパイラル　(26)
ダブル・メッセージ　(27)

再び「誰の福音か」を問う（28）

第4章　不妊のお家事情……30
《二〇一一年のトピックス》（30）
不妊に国境はない？（31）
日本のコールドケース（33）
再び問う（34）

第5章　顧みてみつけたもの……40
「いま、あなたにきいてほしい」（40）
聴き手と話し手の関係（41）
「聴く」を顧みる（43）
生殖革命の物語　エピソード②――妻以上母親未満（45）
漂流する母性（47）
これって、デジャブ？（49）
振り返りはじめた医療者たち（50）

第Ⅱ部　不妊と家族

第6章　選ばなかった選択肢……55
友情と代理出産（55）
カリバラ（59）
背中合わせ（60）
回　想（65）
《世界のトピックス》（68）
第7章　寸断された選択肢……70
養親希望者の約九割が不妊カップル（70）
子どもの福祉現場からの意見（71）
生殖医療者のコメント（73）
当事者の願い（74）
インターバル（76）
シンポジウムを語る（78）

シンポジウムを振り返る（80）
援助者はいずこ？（82）
生殖医療心理士の回答書（84）
検　証（86）

第8章　片道切符の選択肢 …… 87
個の事情と公の利益（87）
不妊は不合理（90）
心理士はかく語りき（92）
いきどおる（94）
禁じ手（97）

第9章　不妊と家族の相関関係 …… 99
生殖革命の物語　エピソード③――そのとき、家族は（99）
キーパーソンとパワー（100）
心配という名の干渉（104）

お家騒動とおせっかい（106）
誰が産んでも（108）
エスカレート（110）
境界破り（111）
覚　悟（116）

第10章　伏　線……118

序　章（118）
前　兆（120）
事　件（122）
声なき叫び（125）
聴き手の課題（126）
手渡された足跡（128）

第Ⅲ部　不妊シンドローム

第11章　リスク……133
スティーブンス・ジョンソン症候群（134）
記された軌跡（137）
運命共同体（145）
転換したベクトル（149）
患者から原告へ（151）
訴状と疑念（153）
傷痕の変遷（170）
最終意見陳述（172）
闘いの痕跡（178）
フィードバック（184）
聴き手が語る時（186）

第12章　あの日……188
「一・一七」のつめあと（189）
「私」に起きたこと（191）
関係性にみる本質（195）
義家族の規格（201）
受け継がれた家族概念（203）
原家族同盟（207）
第13章　リセット……214
記録は語る（214）
最後の願い（215）
ファミリー・サポート・アライアンス（221）
おわりに（229）
参考文献（233）

第Ⅰ部　不妊の現在・過去・未来

第1章　沈黙の時代

不妊よもやま話

「不妊治療の原点は、ウシの繁殖の研究にある」――これは、本当のおはなし。

約二五〇年前、イギリスでウシを繁殖するために研究開発された生殖技術は、いまでは、その原点を知るひとよりも、不妊を治療するという「生殖医療の一環」としての認識をもつひとの方が多いかもしれない。かくいう私も、人工授精という「ウシの生殖技術」を「ヒトの生殖の問題解決に応用」するとは、なんて斬新で奇抜な発想をしたのか、と感心したうちの一人だ。同時に、人間も所詮動物なのだな、とも思う。ヒトという動物が生き残るため、そして、種の存続のために生殖医学ははじまったのだ――そう考えると、時折メディアを通じて耳にする、「最先端科学が人類の未来を切り開く！」というキャッチフレーズを、いぶかしくも、ちょっと誇らしげに感じるのは私だけではないだろう。

しかし、これはあくまでも、他人ごとに限定したおはなしの場合。万が一、生殖の問題が自分自身に降りかかってきたら？なんて、想像したくもないほどやっかいな問題だけれど、残念ながら、生殖年齢の世代は誰にでもその可能性がある。

現在国内に、約一四〇万人以上もの不妊に悩む当事者がいるが、その大半はパートナーを持つ生殖年齢にある男性と女性だ。さらに、生殖の問題が自分以外の家族、たとえば、自分のパートナーに、また、子どもたちや孫、兄弟姉妹に起きた場合も、当然他人ごとではなくなる。ということは、約一四〇万人以上の不妊当事者×家族の数ほど、生殖の問題は〝他人ごとでは済まされない問題〟として潜在しているということになる。通常、ひとは、考えたくも想像したくもないほどの重大な問題にかぎって、対応手段を持たないことが多い。確かに、どうすることも、どうしてあげることもできない問題には、〝関わらない〟という常とう手段も、あるにはある。しかし、自分の大切な家族が悩んでいるとき、果たして、いつまで見て見ぬふりをし続けられるだろうか。つい、〝何も策を持たない〟けれど励ましたり、時には親切心で、常識的なアドバイスをしたりする経験は、誰にでも一度くらいはあるだろう。

一般に、孫の誕生を待ち望む親が、子どもができない息子や娘夫婦に言葉の干渉を始めるとは、昔からよくある話だ。昔といっても、不妊の歴史は想像以上に長く、江戸時代前期の医学書にはすでに、不妊に関する記述があったという。時期は、一七五四年国内初の人体解剖が行われたその二〇年後、杉田玄白らによる翻訳書『解体新書』が出版される以前にまでさかのぼる。その出典は、西洋医学が支配的になる以前の、民間療法や中医学（いまでいう漢方医学）にあるとの説がある。不妊は、意外に奥が深い。歴史があるなら、伝統もあるのかもしれない。医学史にみる「不妊と医療」の密接な関係は、おそらく時代に生きる家族と共にその歴史を刻んできたのだろう。おそらく、不妊治療のない時代に生きる家族も、常に不妊問題と隣り合わせにあったにちがいない。それでは最初に、当事者援助の糸口となる〝案外身近な不妊問題〟を知るために、「生殖と医療」の知識を仕入れてみよう。

不妊治療ひとこと解説

現在国内では、全体の三分の一にあたる約五〇万人を超える当事者が、不妊治療を選択している。一般に、「ひとの生殖の問題を医学的に解決する手段」を不妊治療とよび、以前より、一般不妊治療として実施されていた人工授精は、『男性の精子を人為的に女性の体内に注入する医療行為』で、性交はしないが自然妊娠と原理は同じ、ともいえる。また、近年マスメディアや研究者が注目する、体外受精や顕微授精といった高度生殖補助医療が国内で普及し始めたのは、いまから約三〇年ほど前である。それらが人工授精と違う点は、妊娠成立までのプロセスが、女性の子宮内で自然に進行するのではなく、子宮の外で操作的に進行する点にあった。

ここで、体外受精と顕微授精に共通する『ジュセイ』という文字をみると、体外には『受精』、顕微には『授精』という表記が使用されている。この二つの違いは、体外受精は、子宮の外で卵子と精子が『自然に受精するため』の環境要因を人為的に整える医療行為をいい、受精そのものに人の介入はない。しかし、顕微授精は、卵子に精子を注入するという人為的行為によって授精成立を目指す医療行為であり、そこには『人の手が介入する』という特徴がある。なかでも、顕微授精は特に、「生命倫理に反する」、「神の領域を侵した」といった一部の世論を受け、生殖が医療の問題として脚光をあびる一因となっている。

歴史の幕開け

本書では、「ひとの命を操作すること」への賛否を問うつもりは毛頭ない。不妊の問題を、他人ごとでは済まされない家族の問題として提起し、その援助を探りたいと考えている。そのためには、不妊問題を持つ家族に「何が起きたのか」を知らなければ、何も始まらない。当事者の経験から学び、そこから、援助の糸口を探そうとするものである。

サイレント・マイノリティといわれ、沈黙の歴史を持つ不妊と、その家族の過去をたどることは不可能に近い。しかし、いまを生きる当事者の肉声から、その時代に生きた「不妊と家族の物語」を知ることはできる。本書では、「不妊の現在・過去・未来」のそれぞれを生きる当事者の証言を、時系列に沿って紹介し、かれらに起きた「不妊と家族の問題」を検証することから、その問題解決手段を掘り下げていきたいと思う。

次節の社会背景は、不妊治療がまだ国内に普及していなかった時代の物語。第二次世界大戦終結後、戦後復興のなかで生きた不妊当事者と、その家族の「沈黙の物語」だ。語ることのできなかった時代を生き、いま、沈黙を破り、「その生きざまを語る時が来た」女性の語りである。生殖医療の短い歴史以前、不妊を治療する術をもたなかった当事者とその家族が、その時代をどう生き抜いたのだろうか。不妊と家族の歴史を、その時代を生きた当事者の証言でたどってみよう。

沈黙の物語　エピソード①――〝うまずめ〟とよばれた女性の語り

「あの頃は、みんな、ああするしかなかったんだろうねぇ。戦争（第二次世界大戦）でおとこの人がみんないなくなってしまって、結婚するにもまわりはおなご（女性）ばかり。相手を選ぶなんてできない時代だったからね」。

深いため息をつき、静かに微笑んでB子さんは語り始めた。

彼女は昭和の時代に青年期を生きた女性の一人だった。第二次世界大戦中、疎開先で戦前の学校教育をうけ、戦争が終結したころには、ちょうど結婚を意識する年齢だったという。

「あの時代、おなごはみな二十歳前には嫁にいったもんよ。いまみたいに、おとこもおんなも大学にいく時代じゃなかったからねぇ。そもそも、おんなが大学に行けるようになったのは、確か戦争が終わってからでしょう？　それまでは、おなごの分際で学校にいってどうするのか、って親にも叱られていたくらいだから。おんなは、いいとこへ嫁に行って、子どもをたくさん産んで、亭主にかわいがってもらう、これが幸せって思っていたんだから。え？　私？　もちろん私もそう思っていましたよ。結婚して、たくさん子どもを産んで、それがおなごの幸せなんだから。あなたもそう思うでしょ？」。

確かに、そうかもしれない。そういう生き方も、幸せになるための一つの選択肢なのだと思う。しかし、時代はかわり、女性が自身の生き方を選べる時代になった今、彼女の意見に賛同する女性たちは、以前ほど多くはないはずだ。

その後、B子さんは女学校を卒業し、終戦後、親のすすめるままX氏と婚姻関係を結んだそうだ。X氏は出征免除を受けた、温厚なお人柄の男性で、当時数名の職人を雇い自営業を営んでいたという。二人の結婚生活は、経済的には比較的豊かで夫婦仲はよかったらしい。その結婚は、B子さんのいう「おんなの幸せな生きかた」への順調なすべり出しだったのかもしれない。人生のパートナーを得て家族をつくる、という家族の形成過程は、きっと、昔も今も何も変わってはいないんだ、そう思った。

多くの青年男性を戦場に駆り立てた戦争は、国内に残されたたくさんの女性たちが子どもを産み、家族をつくる可能性をも奪っていた、という事実を知った。その中で、B子さんは、相手を選べないまでも、人生の伴侶を得たのだった。戦争が残した爪痕は、戦後日本の復興の陰に隠れてみえなかった「戦争を生き抜いた若い女性たちのはかない夢」を打ち砕き、あたらしい家族の未来をも奪ってしまったのだ。改めて、戦争が残した罪を実感した。敗戦後の荒廃した社会の中で、夫婦で苦労を共にした生活の様子や、共に戦争を生きぬいた足跡を語るなか、B子さんは再び大きく息をつき、同時に、それまで浮かべていた笑顔がくもった。

「まぁ、人生、そう、うまくいくとは限らないもんよね。私には、子ができなくてね……うん。亭主には申し訳ないし、親も『このままじゃ面目が立たない』ってね。結局、家に帰って来い、ということになって……。いまは、どうか知らないけれど、むかしは、決して珍しいことではなかったんよ。うまずめは、家に戻るのが当たり前だった。『嫁して三年子無きは去れ』ってことわざがあるでしょう？　子を産めない娘を嫁がせた親も、嫁ぎ先に謝りに行ったもんよ。そんな時代だったんだね。（しばらく沈黙）当時、私には年頃の妹が二人いてね、そのうち上の妹が、しばらく一緒に暮らすことになったの。その子はちょっと体が弱い子でね。まぁ、いまから思えば、親も色々考えた末のことだったんだろうねぇ。当時は、親のいうことは絶対だったし、ましてや親に背くなんて、誰も考えなかった。私も妹もそれでいいと思った。そうね……少なくとも、私は、そう思っていたと思う」。

初対面のあいさつで、「不妊の研究、特に、不妊に悩む当事者の援助体系をつくり、子どもができない夫婦の家族支援を研究している当事者です」と自己紹介した私を、「そう⁉　そんな時代になったのね～」と満面の笑みで迎えてくれた理由が、初めて理解できた気がした。同時に、話を聞いている自分自身の笑顔が消えたことにも気が付いた。

「どれくらいたった頃か……妹に子どもができてね。そう、もちろん、亭主の子どもですよ」。

思わず、「え？　そんな！」と絶句する私の言葉を遮るように、B子さんは続けた。

「ほかでもない、実の妹に亭主の子どもが生まれるんだから、そりゃ、嬉しかったわよ。親も亭主も、みんな喜んでくれたしね。私も、これでいいんだ、って思ったね」。

子どもが誕生する前に、B子さんは妹と三人で暮らす家を出た。当時、離婚した女性を「出戻り」とよぶ慣習があり、一度嫁ぐと、実家へは簡単に戻れない時代だったらしい。その中で、〝うまずめの女性〟は実家へ帰るケースが多く、離婚の正当な理由として周知されていた、とB子さんは説明した。また、子どもができず離婚した女性は、妻を亡くした子持ちの男性の再婚相手として歓迎され、B子さんもその例外ではなかった。実母を失った子どもたちの母親として、再婚相手の男性とその後の人生を送り、晩年は、その男性の最期を看取ったという。最後に、「いまは、時折帰郷する子どもたちが連れてくる、元気な孫たちの成長が何よりの楽しみです」、と満面の笑みで語ってくれた。

彼女に思いを馳せてみた。選択肢のない時代に生まれ、女性が人生を選べない社会を生きたB子さん——彼女をそう表現するには違和感がある。過去に経験した不妊ゆえの人生を、当時の社会背景や人々の慣習の中で生き延びた小柄な老女の語りには、悲しくもたくましく、複雑かつ明快に「生きるための選択肢」を選びぬいた、強靭な生命力を感じざるを得なかった。「あれは、不妊を生きた力だったのかもしれない」、ふと、そう思った。

沈黙の物語　エピソード②——〝もう一つの家族〟の語り

「成人し、戸籍謄本で自分の出生を初めて知った時は、正直おどろきました。父の最初の結婚相手が叔母だと知って……小さいころから、特に可愛がってもらっていて、親せきの中でも、一番好きな人だったのです。母とも仲が良くて、うちにもよく遊びに来ていました。なのに、私が生まれるまで、父は叔母と結婚していたなんて！　私が生まれてから、母と入籍したそうです。そのことを知った時は、何が何だか分からなくって、母に問い詰めたんです……でも、母は何も言ってくれませんでした。ただ、『仕方なかった。その時は』とだけ答えました。それ以降、そのことについては、誰も話そうとしません。もう、昔の話ですから……え？　知りたいかって？　そうですね……複雑です……でも、父のことは、男性として許せない気がします。娘としてではなく、同じ女性として」。

短いエピソードではあるが、これは、B子さんの姪、つまり、〝あの時誕生した〟B子さんの妹の長女の語りである。彼女は現在結婚し、夫婦共働きで、二人の息子と親子4人で暮らしているという。現在、彼女の人生に不妊問題はない。しかし、彼女の出生は、「不妊と家族の問題」と背中合わせだったのだ。前述の、B子さんが語った内容を伝えることなしに、「不妊というテーマ」で彼女が語ってくれたのは、決して、他人ごとの話ではなかった。

おわりに

今回紹介した二つのエピソードは、不妊をキーワードにその形態をかえた、実在の家族のケースである。まず、すべての語りを通して、未だに払しょくできない憤りが二点ある。B子さんをはじめとするこの家族の、「不妊と家族の問題」に対して、援助的立場の人間が誰も関与していない、という事実がその一つだ。次に、不妊をB子さん個人の問題として、「B子さんを排除する」という手段で家族の問題を解決しようとした点、の二点である。不妊当事者は果たしてB子さん一人だったのか、不妊は家族に何をもたらしたのか、など、疑問は尽きない。確かに、「不妊と家族の問題」は、B子さんの人生に一瞬大きな影をおとしたのかもしれない。しかし、不妊を誰の問題として、家族がどう対処するかによって、その結果は大きく違っていた可能性がある。「過去に起きた家族の問題」であるこのケースの場合、「結果が変わる」とは、家族の未来が変わる可能性につながるはずだ。つまり、家族の「現在が変わる」ことを意味することにはならないだろうか。家族の選択肢は他になかったのだろうか。過去にたくさんの課題を残したまま、次章では、過去からつながっている「家族の今」を検証したい。過去から我々は何を学び、現在、家族はどのようにして「不妊と家族の問題」に対処しているのだろうか。不妊治療のなかった時代に生きた当事者たちには、その時代を生きるための知恵と選択肢が確かにあった。ならば、不妊を治療する選択肢を持つ現在の不妊当事者たちの、「不妊と家族の問題」はすべて解決されているのだろうか。不妊治療する当事者の語りから、「現在」を検証したいと思う。みなさんは、前述の「沈黙の物語」から、何を受け取っていただいたであろうか。

謝　辞

不妊を語る事を、「いまなら（話せる）」といってこころよく引き受けてくださり、そして、それを、本書で提供することを「もう、（夫も亡くなり）時効だからいいでしょう?」といって笑ってくださったB子さんと、エピソード②に登場した女性に、心から感謝申し上げます。お二人は「時代の証言者」であり、その語りからたくさんの学びを探らせていただくことを、ここにお約束いたします。

第2章　生殖革命の時代

《注目されなかったトピックス》
　第二次世界大戦終結三年後の一九四八年、国内では男性不妊の問題解決に、夫以外の第三者からの提供精子を用いた非配偶者間人工授精（婚姻関係にあるカップル以外の第三者の男性から精液・精子の提供を受け、妻の子宮に注入する手技。婚姻関係にあるカップルの場合は配偶者間人工授精と呼ぶ）が始まった。今から六四年前の出来事である。

生殖革命の夜明け

　同じく一九四八年、フランスではウサギを使い哺乳類最初の体外受精（子宮の外で、オスの精子とメスの卵子が自然に受精する環境要因を人為的に整え、その後受精卵をメスの子宮に戻す手技）に成功した。その三〇年後一九七八年には、イギリスで人類初の体外受精児が誕生することとなる。体外受精で誕生したルイーズ・ブラウンという女児は「試験管ベビー」と呼ばれ、さらに五年後の一九八三年、日本国内でも初めての体外受精児の誕生に至った。世界各地で生殖革命が始まったのだ。日本の生殖医療技術は、その後現在まで、常に世界水準を保持し続けている。

戦後といえば、前章で「沈黙の時代」を語ったB子さんが生殖年齢を生きた時代でもある。敗戦を期した日本ではあるが、戦後の復興に追われ飛躍的な経済成長の水面下で、生殖技術は進化し続けていたのだ。それを裏付けるかのように、戦争終結の三年後一九四八年には、国内で法律学者などを含めた慎重な検討の後に、第三者から提供を受けた精液・精子を用いる非配偶者間人工授精が始まっていたことを知ったときは、正直、驚きを隠せなかった。

前章でB子さんは、「(前略) 戦争で男の人がみんないなくなってしまって、結婚するにもまわりはおなごばかり。相手を選ぶなんてできない時代だったからね。」と述べた。この語りから、日本国内では、多くの青年を戦場に送った結果、婚姻対象となる成年男子が減少していたことを知った。それと同時期、非配偶者間人工授精が始まったという事実は〝彼女の語りと何かが符合する〟と感じたのは、私だけなのだろうか。一九四八年から現在までの六四年間に、婚姻関係にあるカップルに非配偶者間人工授精により生まれた子どもたちは、国内で累積すると二〇一〇年現在ですでに一万五〇〇〇人以上いるといわれている。この事実をどれだけの人が知っているのだろうか。第三者からの精子提供の問題は、代理出産や卵子提供の問題と共に、いま、まさに最先端生殖医療の在り方を問う重要課題の一つなのである。六四年もの間先送りされてきたこの課題を含め、「不妊問題を未解決のまま次世代に残さない」こと――これが、現代に生きる我々に与えられた課題なのだ、そう確信した。

不妊を治療する時代の到来

生殖革命は「家族の不妊問題」にどのような改革をもたらしたのだろうか。医学史にも、社会史にも残されていない、「不妊問題を抱える家族」がむかえた生殖革命の実際を聞く機会を得た。不妊を治療する選択肢を得た家族に、一体、何が起きたのだろうか。

日本国内で初の体外受精児が誕生した一九八三年に、自らも不妊治療を始めた女性（A子さん）と出会った。A子さんは、現在五〇歳代の働く独身女性、子どもはいない。現在の彼女を見て、「不妊に悩み、不妊治療を受けた女性だ」と思う人はまずいないだろう。結婚後、子どもができないことを悩み、夫婦で話し合って不妊治療を開始したという。生殖革命と同時期に、自らの不妊問題を生殖医療にゆだね、不妊を治療することを選択したA子さんに、「生殖革命で家族に何が起きたのか」を問うてみた。

生殖革命の物語　エピソード①――福音をきいた女性の語り

「松・竹・梅って、おすし屋さんの出前でにぎり寿司にランクがあるでしょ？　私の不妊治療のスタートは、そこだったのよ。まったくふざけた話よね～」。

〝松竹梅のにぎり寿司〟をたとえに、彼女は自分の不妊治療体験を語りはじめた。五〇歳になり、子どもを産むことも育てることももう悩む必要はなくなったわ、と晴れやかな笑顔で語るA子さんは、「不妊に悩むことがなくなる日が来るなんて、今まで考えたこともなかった」と言葉を添えた。

「命がけ……あの時は、本当にこの言葉がぴったりだった。子どもが産めるなら、自分の命も惜しくはないと思った……これ、正直な気持ち。ほら、自分の子どもを救うためなら、母親は火の中にも飛び込む、というでしょ？　その気持ちと同じ。子どもを産んでもいないのに、おかしな話よね。でも、子どもがほしい一心で、痛くて辛い高額な不妊治療に通い続けたあの頃の自分をふりかえると、気持はまるで母親だったと思う」。

友人とのおしゃべりが何よりの好物、と自己紹介したA子さんは、「不妊の話」ができることを喜んでいる様子だった。しかし、「命がけ」とはただならない。こころして話を聞かねば、そう思った。かくして、話し好きなA子さんの物語は、「命がけ」という言葉で幕を開けた。

「結婚して二年ほどたった頃かしら？　なかなか妊娠しないので、近くの市民病院の産婦人科を受診。医師からは『妊娠しやすくなるように』といわれ、通院することにした。検査も異常なかったし、『ああ、通院すれば大丈夫なんだ！』って気軽に考えていた。でも、半年以上が過ぎたころかな……ほら、病院の産婦人科って、おなかの大きい妊婦さんが沢山いるでしょ？　小さな子供連れの親子もいる。もともと子どもが大好きだったから、最初のうちは声をかけて、『おいくつですか？』とか、隣に座った母親と話をしたけど、そのうち、子どもを見ると涙は出てくるし、妊婦さんを見ると自分がみじめになるし……最後には通院できなくなった。『友人は結婚し次々に子どもが生まれるのに、自分だけ何年たっても妊娠しない』ことを悩んで家族や友人に相談し、ついには、『妊娠するための本』を読みはじめたり……笑えるでしょ⁉」。

おかしくはなかった。笑顔で語りつづけるA子さんの話は、決して〝笑える〟話ではない。軽快に語りつづけるA子さんの表情と、その話の内容は不一致で、聞いている自分が〝どう反応すればよいのか〟戸惑った。彼女は二八年前の体験をまるで昨日の出来事のように詳細に語り続けた。

「相談した友人や義理の家族などから、『あそこの病院がいいらしい』、『この先生は不妊が専門らしい』などと聞いては、次々に通院先を変えた。でも、結果は同じ。そんな時、ある不妊専門Yクリニックの院長が出版した本と出合ったの。その頃、『不妊』という言葉さえ知らなかった私は、衝撃を受けた。そうか、妊娠しないのは不妊症という病気なのか――そう思ったら、なんだか心が軽くなった気がした。病気なら治さないと。子どもが欲しくて悩んでる女性は、私だけじゃないんだ、ってね。早速、その病院へ予約の電話を入れ、電話口で『一番早くて三カ月後の予約』をとってからは、その日が待ち遠しくてしょうがなかった。これで、やっと悩みから解放される、って本気で思った。専門の本まで出している有名なドクターに治療してもらえれば、きっと子供ができるに違いない、って、何の根拠もなく確信に近いものを感じていた。そうやって、不妊専門クリニックにたどり着くまでに、結婚から五年かかった。それまでも、できることは何でもやった。誰かが〝こうしたら妊娠できるらしい〟と教えてくれたら、全部言われたことを実行した。子授け寺のお守りや、お祓い、占いや食事や栄養食品など、なんでもね！　勿論、自分たちでできる努力も全て！　でも、私たち夫婦の願いはかなわなかったし、かなえてくれる人もいなかった。だから、Yクリニックは、私が初めて出会った、『子どもが欲しいという願いをかなえてくれる人たち』のいるところだったの」。

驚いたことに、二〇年以上前の話に登場する子授け寺のお守りやお祓いなどはすべて、現在も不妊当事者たちが興味関心を示す対象と同じだった。それらは、不妊を治療する時代以前から、当事者たちがすがる思いで手繰り寄せた、知恵と経験の産物であったに違いない。不妊問題の解決に向けてあらゆる努力をし尽くしたと、彼女はあつく熱弁をふるった。

「待ちに待った初診予約の日。住所を頼りにYクリニックへ一時間以上も前に到着。クリニックに入ると、まるで、エステサロンのように豪華絢爛な内装で、施設内にはゆったりとした音楽が流れ、二〇～三〇人分の待合室に一〇〇人くらいの女性が待っていた。中に入れない者は、クリニックからエレベーターまで廊下に立って並ぶ――あの光景は衝撃的だった！　しかも、診察を待つ誰もがひと言も話をしない。そういえば、その後も通院を繰り返したけれど、誰かがおしゃべりをしている場面は見たことがなかった……確かに、あまり居心地良くはなかった。まぁ、私は〝自分が不妊なのかどうかを確かめる〟ために受診したし、治療すれば即妊娠するって思っていたから、あまり気にもしなかったけど。予約時間を二時間以上過ぎて名前を呼ばれ、初めて診察室へ。本に載っていた先生が笑顔で出迎えてくれ、『大丈夫です。私にお任せください』って言ってくれたときは嬉しくて涙が出たのを覚えている。どの病気でも同じだけど、はじめはいろんな検査が必要で、その説明の際に、『不妊の検査を（松・竹・梅の）どのコースでしますか？』って、いきなり聞かれた。ね、驚くでしょう？なんだかわけがわからないので説明を求めたら、『梅コースは医療保険の範囲内でする検査。詳しい検査はできない』、『竹コースは保険と自費の両方をつかってする検査。梅コースより多少詳しい検査ができる』、そして最後に『松コースは、すべて自費でする検査。お金はかかるけれど、最先端の技術で詳しい検査ができます』という説明があった。子どもがほしくて、悩んで、悩んで、意を決して不妊の検査を受けるつもりで病院に行った人が、『詳しい検査ができない梅コース』を選ぶはずないわよね？　それでなくても、〝病院は病気を治してくれるところ〟だと信じているもんだから、『最高の検査と治療をすれば、きっと子どもが授かるんだ』って確信に近い思いを抱いたの。だって、『ダイジョウブ。ワタシニオマカセクダサイ』ってことは、子どもが授かるってことだと、誰でも思うでしょう？」。

その問いかけは、まるで〝否定することを許さない〟かのように聞こえた。それにしても、二〇年以上前に受けた診察や病院内の様子を、これほどまでに鮮明にかつ詳細に記憶している人を彼女以外に私は知らない。その後、A子さんはYクリニックで金額も内容も最先端の不妊検査を約半年かけて済ませ、その検査結果を知る日が来た。

「検査の結果は主治医から聞くことになっていて、その日は主人も一緒にクリニックへ行った。名前を呼ばれて診察室に入ると、先生が『ご主人も結果を聞いていていいんですか？　どうなっても知りませんよ！』って、強い口調で……とっさに私は『ああ、きっと、私に不妊原因があるのだ』って感じた。その時はすでに泣いていて、診察室にいる間ずっと涙が止まらなかった。でも、結果をよく聞いてみると、『特に不妊の原因はどちらにもない。あえて言うならば、奥さんの卵管が普通の人より細くて、卵子が通りにくいかもしれない。排卵にも問題ないが、今後卵管を通りやすくする処置や、思い切って卵管を広げる手術をしたほうがいいかもしれない』。これって、原因はないけど、さらに妊娠しやすくする方法はある……みたいなあいまいな説明だった。その時、『手術をすれば妊娠しやすくなるんですか？』と尋ねると、『しないよりしたほうがいいでしょうね』という返事だったので、手術を即決したのよ、自分でね。その手術の後に、さらに不妊治療の長く辛い日々が続いていくとは、思いもよらなかったから……」。

確かに現在でも、卵管閉塞の不妊原因のある女性は多いといわれる。処置は個別であるが、時に簡単な腹腔鏡手術が用いられることがあり、その大半は日帰りで処置が終わるという。近年、医療技術は確実に進化し、二〇年以上前にA子さんが受けた全身麻酔による開腹手術を実施するケースは激減した。現在は、排卵障害などに対応する生殖医療技術として体外受精などが普及し、以前より女性のリスクは減少しつつある。

「不妊は治療できる」——この吉報は、実子をのぞむ不妊カップルにとって、まるで神からの福音と同様の響きであったに違いない。これまで、時代を超え、長い沈黙の歴史を刻んできたカップルの不妊問題に、唯一、医療が解決手段を提供したのだ。治療すれば、あきらめるしかなかったわが子の誕生を期待しながら生活できる。「不妊を治療する」という〝努力ができる〟のだ。これからは、ひたすら妊娠を待ちのぞみながら、なすすべもなく再び沈黙の時間を繰り返す日々は来ない。少なくとも、今までの生活とは何かが変わるに違いない――そんな期待が生まれたはずだ。ひとは、時として、直面する問題に対する解決手段を持たないことを知った時、自らの無力さを実感し、生きる気力さえ失うことがある。過去に、不妊問題をかかえたカップルは、二人でいくら努力しても「自然には子どもが授からない」という不妊問題に直面し、結果、その現実を受け入れ「実子をあきらめた人生」を送る以外に選択肢はなかった。しかし、生殖医療から届いた福音は、実子をもつ可能性を示唆するものであり、同時に、実子をまだあきらめなくていい、というメッセージを当事者たちに送っていたのだ。

A子さんは「不妊治療は私たち夫婦にとって福音だった」と、はっきりとした口で私に告げた。私は、「あなたにとっては、どうだったのですか?」と勇気を出して尋ねてみた。

《二〇一〇年のトピックス①》

二〇一〇年八月二五日MSN産経ニュース内「政治」の最新ニュースにこんな記事があった。「自民党の野田聖子元郵政相、体外受精で妊娠」――渡米し、第三者から提供された卵子を用いた体外受精で妊娠したという。日本国内では、まだ法整備されていない「提供卵子による体外受精」で妊娠したようだ。四九歳という年齢を考えると、あとは妊娠の継続と元気な赤ちゃんの誕生を願わずにはいられない。彼女もやはり、産みたかったのだ。

第3章　変化するもの・しないもの

《二〇一〇年のトピックス②》

二〇一〇年度ノーベル医学生理学賞が、一九七八年世界初の体外受精による妊娠出産を成功させた、ロバート・エドワーズ氏（ケンブリッジ大学教授）に贈られた。同年、世界中が注目する中誕生した体外受精児ルイーズ・ブラウンは「試験管ベビー」と呼ばれたが、のちに成人し、二〇〇六年には、自然に健康な男の子を出産した事実が確認されている。ノーベル賞は、ルイーズの誕生から三二年後の受賞であった。

報道された出生

生殖革命の福音をきいた女性A子さんも、当時テレビ放映と新聞紙面で世界初の体外受精児ルイーズ・ブラウン誕生のニュースを知ったという。一九八〇年代といえば、一般家庭にインターネットが普及している現在とは違い、テレビ・ラジオ・新聞報道などのツールを通して情報を入手する方法が一般的であった。その中、知人からの数少ないクチコミ情報や、書店に並ぶ専門書から不妊専門Yクリニックを知り、命がけで不妊治療を始めたというA子さんにとって、世界初の体外受精児誕生のニュースは、当時どう映ったのだろう。たずねてみた。

「もちろん、嬉しかったわよ！」躊躇することなく、即座に返事が返ってきた。

「初めてニュースを聞いたときはまだ不妊に悩んでなかった頃だったから、単なるニュースでしかなかったけれど、子どもがほしいのになかなか妊娠しないって悩み始めてからは、私たちにとってビッグ・ニュースに変った。だって、日本以外でも不妊を治療している夫婦がいる。不妊治療は世界中でやっていることなんだ。日本では不妊のことを、あまり大きな声では言えないけれど、海外ではもっと進んだ技術があって、自分たちはその最先端の医療を受けるんだ、って信じていたもの！　私たち夫婦は、そうやって不妊を治療することに決めたんだから」。

弾んだ声で、まるで楽しい思い出を語るかのように、A子さんは一息でそう言い切った。

「与える人」と「与えられる人」

「あ、そうだ……」一瞬、遠い記憶をたどるかのように視線を泳がせた後、彼女は再び、静かに言葉を選びながら語り続けた。「そう、不妊で悩んでるのは自分たちだけじゃない。治療して子どもが産める最新の治療が海外にはもっとあるんだって、希望を感じたんだった。まだ、あきらめなくていいんだって。その頃はまだ、日本で体外受精はメジャーな治療法ではなくて、タイミング療法や人工授精、他にホルモン療法を繰り返すくらいしか治療法がなかったから。ああ、そういえば、通院中に主治医にたずねたことがあった。確か、日本で初めて体外受精で子どもが生まれたというニュースを知った後のことだった。いよいよ日本でも体外受精ができるようになったと思い、〝先生、私も体外受精ができるんですか？〟って質問したの。そう、その時、先生はにっこり笑って答えてくださった。〝いま、Ｈ大学病院（国立）でうちの若手医師が体外受精チームに入って研修中だから、彼が研修を終えれば、Ａ子さんがＹクリニック初の体外受精にチャレンジできるかもしれませんね。体外受精で出産第一号になりますか？〟って。それを聞いたときは、嬉しくて、嬉しくて……。〝その時はぜひお願いします〟って頭を下げたことを思い出した」。

話を聞いている自分の表情が硬くなっているのがわかる。Ａ子さんと主治医との会話を、私は理由もなく不愉快に感じていた。いや、不愉快な要因は、確かに存在した。二〇年以上前に交わされたそのやり取りからは、なぜか医師と患者の会話とはかけ離れた医療場面が浮かんでくる。まるで、Ａ子さんが体外受精の治験を受けるために、医師に頭を下げている印象さえ受けた。「与える人」と「与えられる人」の関係というか、いずれにせよ、共に子どもの誕生を願い、一つの命をこの世に送り出す責任を負う人間同士の会話とは思えなかった。そのなかで、私がいつも話の合間に心掛ける相槌の回数も自然に減っていたと思う。できるだけＡ子さんには気づかれることのない様、目を伏し目がちに、小さくうなずきながら話を聴き続けた。

負のスパイラル

「その日、早速帰宅した主人に報告したことも覚えてる。それ以降、二人して、これで絶対子どもができるね、もっと頑張ろうね、ってまるで合言葉になった。それまでにも転院を含め、すでに、治療を始めてずいぶん時間がたっていたし、何度も失敗を繰り返すわで、手術費を含む入院・治療費も数百万円支払っていた私たち夫婦にとって、たとえそれがどんな情報であっても、子どもを産む希望につながることは、すべて福音に聞こえていたのね、きっとあの時は。そう……今思えば、治療の失敗を繰り返すうち、少しずつ自分を見失っていたのかもしれない……。今となれば、どう考えても、私らしくないもの。本当は、毎月服薬を続けたホルモン剤や流産予防薬の副作用で自分の体調を崩したり、時には救急車で搬送されるほどに悪化することも何度かあったの。心配掛けるのが嫌で、主人や家族にはあまり言わなかったけど。でも、そんな時は、自分のおなかを縦にはしる手術の傷跡に手を当てて、ここまでしたんだから大丈夫！お金もたくさん使ったし、きっと子どもが授かる、って自分を励ましながら頑張ってた。あ！　ほら、前回お話したわよね？『妊娠シヤスクナルタメニオ腹ヲ切ッタ話』。でも、まぁ、結局妊娠できなかったんだから、意味なく身体に傷をつけただけだったんだけどね。う～ん……なぜ、あんなことができたのかなぁ。あんなふうに思えたのか、今ではよくわからないのよ。まるで、治療すればするほど、深みにはまっていく感覚ていうか、麻痺するって表現がふさわしいかもしれない。次はきっと妊娠できるはず。これをやれば、絶対大丈夫、って、次第にやめられなくなる感じに近い。きっと、それほどまでに子どもが産みたかったんだと思うけど。だって、一人子ども産んだつもりで手術をするんだ、って周りに明言していたくらいだから！　お腹切っただけじゃ、子どもは生まれないのにね～」。

話し終えると同時に、彼女は聞こえないほどの小さい声で「ふふふ」と笑い、それから目を閉じ背筋を伸ばした。

「そうね、いま思うと、あの頃私は、自分であって自分でなかったかもね！」。

滑りだすように始まった静かな語りから、終盤はいつもの快活なA子さんに戻っていた。最後に私の眼に焦点を合わせ、にっこり笑い言葉を休めた。どうやら、彼女にとって、ノーベル賞を受賞した「世界初体外受精成功の報道」は、まさに情報入手が難しかったその当時、待ち望んでいた不妊治療の最新情報だったらしい。その数年後、日本国内でも体外受精成功症例の報道を聞いた彼女は、早速主治医へ体外受精を実施してほしい旨、自ら名乗りを上げたという。

ダブル・メッセージ

ここまで話し終えたA子さんを前に思うことがあった。彼女の語りには、ダブル・メッセージがあった。〝福音に子どもを産む希望を感じた〟と語る一方で、〝失敗を繰り返すなか少しずつ自分を見失っていた〟とある。また、〝頑張っていた自分〟の対象に、〝自分であって自分でなかった〟とも語っている。それはなぜか。確かめてみたい。喉元までこみあげたこの衝動をA子さんに問うことはなかった。その時、私の背中に生じたひやりとした感覚に、思わず言葉をのみこんでしまったからだ。疑うことなく生殖医療技術の進化を福音として受け入れるA子さん自身に危機を感じた瞬間だった。

実際に、この世界中の注目を集めた児の誕生までには、二〇年以上に及び研究の試行錯誤を繰り返したという。その研究成果は、途中一九六九年二月にネイチャー誌に発表され、その後試験管ベビー誕生までは、激しいバッシングとセンセーショナルな報道が続いたという。ある神学者は、その研究行為自体を神をもおそれぬ不遜なものと非難し、著名な科学者たちもこの研究に懸念を示した。そんな状況下で、人類初の体外受精児は誕生したのだ。この情報は、当時A子さんには届かなかったのだろうか。聞こえてきた福音の背後には、もう一つのメッセージがあったのだ。

もしかして、A子さんの語りに覚えたダブル・メッセージは、彼女が信じた福音の背後にあった〟もう一つのメッセージ〟へ対応するものだったのではないのか。

再び、「誰の福音か」を問う

前号で、A子さんは「不妊治療は私たち夫婦にとって福音だった」とはっきりした口調で私に告げた。私は、「あなたにとっては、どうだったのですか？」と勇気を出してたずねたのだ。A子さんは、

「夫婦の福音は、私にとっても福音に決まっているでしょ？」と軽く受け流すように答えていた。私は一瞬言葉を失いそうになった。それはかつて、戦後を生きたB子さんの語りと何かが重なっていたのだ。

では、なぜ、彼女は現在独身なのか。共に福音を聞いた夫婦がなぜ、今も夫婦ではないのか。私の疑念は全く払拭できなかった。これまで、たとえどんなテーマで語っても、そこから派生する彼女の不妊に対する語りは、やはり、「私」から「夫婦」へと移行していくことに、今回私は気付いていた。そして、その背後に流れるもう一つの「私の語り」の存在も。その二つの側面は一致していない。

もう一度問うてみなければ。彼女を傷つけることなく、自然な対話の中にA子さんの思いが溶けて流れるような空間を作り上げながら。そう思った。

第4章　不妊のお家事情

《二〇一一年のトピックス》

二〇一一年二月九日、妊娠に関する国際意識調査の結果、日本人は「子どもを持ちたい」という要求や必要性が際立って低く、「妊娠はしたいが、『充実した人生には子どもが必要』と考える日本人カップルの割合は、世界一八カ国中最下位」という報告があった。これは、英国カーディフ大学と製薬会社「メルクセローノ社」の共同研究「スターティング・ファミリーズ（妊娠を希望しているカップル一八カ国の男女一万人、内日本人四八一人を対象にしたインターネットによる国際意識調査）」の調査結果として報告されたもので、妊娠に対する大規模な国別意識調査は過去に例がなかったという。また、同調査によると、「不妊をパートナー、家族、友人に打ち明けることの容易さ」もまた、日本人カップルは一八カ国中最下位であったという。

驚きの報告であった。自身の当事者経験に加え、生殖医療の心理士として、不妊に悩む当事者の語りを聞き続ける体験からは、とうてい想像もつかない結果である。私が出会う当事者たちは、子どもを必要と考え、子どもを持ちたいと切望しても、妊娠〜出産できないことに苦しんでいる人たちなのである。

不妊に国境はない？

日本では、「妊娠を希望している」カップルが「子どもを持ちたいと望んでいる」とは限らない——先の調査結果からは、そう推測できる。さらには、日本人カップルは、「妊娠したいが、子どもが必要と考えているわけではない。でも、不妊（症もしくは現象）のことは、友人、知人、パートナーにさえも打ち明けられないと一八カ国の中で一番強く思っている国民」らしい。

国内での意識調査といえば、五年ほど前、筆者が提携する生殖医療施設（島根県内田クリニック）の協力を得て、不妊治療を受診した男女別、カップルごと、個人別の不妊治療初期患者を対象に実施した意識調査（二〇〇六年度立命館大学応用人間科学研究科修士論文）がある。偶然にも、先に記述した国際意識調査の質問項目は、筆者の質問項目と一部酷似していた。その一つに、「不妊治療を受けることを誰（パートナー・家族・職場・知人・他人）に知られたくないですか？」という質問項目がある。男女それぞれ複数回答から、結果、ほぼ同数に「知られたくない」という回答があった。特徴として、女性2対男性1の割合で、もっとも「他人には知られたくない」との回答が最も多かった。二つの調査の類似した質問項目に対する回答を統合し、以下に考察を試みた。

一八カ国中、もっとも不妊を身近な人に打ち明けることは容易ではないと思っている日本人カップルが、不妊を治療することを、もっとも他人に知られたくないと思いながら通院することは、治療環境上理想的とは言いがたい。また、国内の不妊当事者カップルは、不妊を容易に相談できる対人関係を持たず、不妊治療を開始することや受診することをもっとも他人に知られたくないという、ストレスフルな環境下で生殖医療施設に通院している実際がある。以上から、日本では、不妊は医療者に相談する医学的な問題であり、当事者は、生殖医療にその解決手段を求めやすい傾向にあるといえるかもしれない。しかし、それは、決して当事者意識に限定した認識ではないだろう。たとえば、就活や婚活などの、人生のある時期に通過する課題に個人の「選択と決断」が迫られた場合、社会には様々な支援体制が整備されている。同じ課題でも、不妊とは、大きく異なる社会認識があるようだ。

過去に、不妊問題の解決を日本の社会が整備してこなかったという事実は、第1章・第2章のエピソードで、その時代を生きた不妊当事者が語り、それを証言してくれた。生殖革命を経た現在、生殖医療のほかに、不妊問題の解決に向けた支援のない日本で、不妊を治療する以外の手立てを知るすべのない当事者たちに向けた支援がないことは、社会の果たすべき重要課題とはならないだろうか。

日本のコールドケース

生殖医療に端を発する諸々の社会問題への指摘やバッシング、当事者カップルの海外渡航禁止を推奨し、問題が生じやすいといわれる生殖医療技術への規制を求めるジャーナリストや研究者の声明など、時代は変われど、進化する生殖医療技術に対する社会的批判がなくならない現状に、不妊当事者は昔と変わらぬ現実を今もなおみているだろう。それは、おそらく、「病を診て人をみない医師」や「起きた問題に焦点を合わせ、本来担うべき役割から逸脱する援助者」たちがあとを絶たないことと同様に映るだろう。通常、マスコミ等で大きくクローズアップされた問題を取り上げて批判し、その原因や因果関係を探る言動は、センセーショナルで一躍脚光を浴びる要因となり得る。対して、問題の起きたその人を支援し、起きた問題が二度と繰り返されないように改善点を探し、そこに必要な支援とシステムを構築しようとする働きに、スポットライトはあたりにくく、社会的評価を得ることは容易ではない。しかし、後者なしには、問題の再発は防ぎようがなく、次に問題が起きないようにする手段は見えてこないと思う。他の誰かが、さらには次の世代に同様の問題を繰り返さないために、なすべきこと・必要なことを、当事者とともに援助者が模索することから問題の解決手段が明らかになると思う。いつの世も、常に、ことを起こすのは人なのだ。問題の起きた人を「問題のある人」とし、問題を「個人の体験」に終わらせることのないように、また、「問題が起きることはやらない」

ではなく、問題が起きないためにはどうすればいいか、どう支援できるかを考えなければならないと思う。結果として、援助手段の見つからない問題や、支援があっても改善できない問題は、容認できないと審判が下るのかもしれない。その前提で考えると、問題が起きやすい生殖医療にセーブをかける以前に、いや、それ以上に、生殖医療に関わる社会的支援の充実をはからないことを問題にせず、社会に緊急課題として提示されていない現状に、今も憤りを隠せない。

再び問う

日々飛び込んでくる国内外の不妊関連の情報に時折こころをうばわれながら、再び当事者の足跡をたどる道程にもどることにした。第2章から語り始めたA子さんは、生殖革命の福音を聞いた女性である。二〇年以上も前の不妊体験を、まるで昨日の出来事のような鮮明な記憶のまま、軽快に語り続ける彼女の語りには、ダブル・メッセージがあった。〝福音に子どもを産む希望を感じた〟と語る一方で〝失敗を繰り返すなか少しずつ自分を見失っていた〟、さらに、〝頑張っていた自分〟の対象に〝自分であって自分でなかった〟と彼女は語っていた。私は、「不妊治療は私たち夫婦にとって福音だった」と明快に答えたA子さんに、「あなたにとっては、どうだったのですか?」と勇気を出してたずねたのだった。その際A子さんは、「夫婦の福音は、私にとっても福音に決まっているでしょ?」と軽く受け流すように答えていた。

では、共に福音を聞いた夫婦がなぜ、今も夫婦ではないのか。私の疑念は全く払拭できなかったのだ。私の頭から溢れだそうとする〝なぜ？〟を理性で抑え込みつつ、再び、「誰の福音か」を問うてみた。

「う〜ん……そういわれてもねぇ……（しばし沈黙）、不妊は結婚していたから問題になっていたんであって、いまの私にとっては、問題でも悩むことでもないのよね」。

問うた私をじっと見つめたあとうつむき、目を閉じ腕を組んだまま、しばらく微動だにしないA子さんをみて、一瞬眠ってしまったかと思った。同時に、「もしかして、私は聞いてはいけないことを聞いてしまったのかもしれない」という後悔の念が、一瞬脳裏をかすめた。

「そう！　結婚していたから悩みになっていたんだと思うわ！」。

突然、答えがひらめいたかのようにA子さんは語り始めた。

「私たちは恋愛結婚だったの。今でいう、大恋愛ってやつね。同級生でまだ二〇代前半、しかも、社会に出てお互い自立し始めたころだったし、一人暮らしもしたいって考えてた。そんな時好きな人が現れて、〝ずっと一緒にいたい〟って思った。となると、当たり前のように結婚話が出るわよね？私にとって、結婚するってことは、好きな人の子どもを産み、二人でその子どもを育てるってことだと思っていたから、〝この人の子どもなら産んでもいい〟と実感できた時点で、結婚することに躊躇はなかった。母からは、〝娘がどんなすばらしい男性を連れてきても、父親は気に入らないものよ〟って、ずっと前に聞いていたから、ある程度の抵抗は覚悟した。結局、ご多分にもれず、それなりのゴタゴタはあったけれど、そこは若い二人だけに、反対があればある程互いの思いは強くなるっていうか……ま、最後には二人で勝手に結婚式をあげちゃったんだけどね！」。

いつもの軽快な口調にもどっていた。私の眼を見ながら、感情豊かに語るA子さんの表情には、その頃に幸せな生活をおくっていたであろう様子が見て取れた。

「とても充実した結婚生活だったと思う。時にはケンカをし、〝朝まで生テレビ〟を一晩じゅう見ながら、政治や経済、その頃話題になっていた事件について、時間がたつのも忘れて話をする夫婦だった。おまけに、夫婦そろって友人が多く、私が料理好きなこともあって、休日には互いの友達を呼び、一緒に友人たちと過ごすことが多かったの。中には、我が家で知り合った事がきっかけで何組かのカップルは結婚したな……」。

少し首を右にかしげ、遠い記憶をたどりながら目を細め、口元に笑みを浮かべながら小さなため息をついた。

「でもね、そのうち、次々と妊娠報告が入るようになって……いつしか、生まれた子どもと一緒の来客が増えてきたの。あまりの可愛さに、つい抱き上げてしまう私に、〝A子さんのところはまだ？〟って、何回聞かれたかな……。回数なんか覚えてないけど、そのうち、聞かれるたびにそれを苦痛に感じることが多くなっていった」。

これが、当事者女性の多くが語る「子どもはまだ？」と聞かれることへの苦痛だ。たずねる人には他意のない言葉だが、不妊に悩む当事者にとっては、もっとも聞かれたくない質問といわれている。

「そのうち、友人たちを家へ招く機会も減り、代わりに夫婦二人で旅行に行く機会が増えた。特に、海外旅行や海へ波乗りに行ったり、冬にはスキーに行ったり。ゴルフも覚えて、二人に共通の趣味を楽しむ時間がふえてきた。あの頃は、何をするにも一緒だった。それは、私が不妊治療に通院するようになってからますます増えた。きっと、頑張る自分たちへのご褒美だったのかもしれない。だって、その時期は、不妊治療していることを、互いの家族の誰にも言えなかったから。通院する日も、〝ゴルフに行く〟と言い訳したこともあったくらい。そのうち、「あの二人は、友達づきあいも止め、子どもがいないことをいいことに、遊び歩いている。いい身分だ」と言っている人がいる、という雑音が聞こえてきて、結局人づきあいが面倒になり、孤立してしまった。私は、子どものいない友人との時間を楽しむことに限定し、趣味の時間をもつ代わりに不妊治療に専念することにした。ある晩、パートナーがお酒を飲んで遅くに帰宅し、珍しく私に絡んだことがあった。「今日、久しぶりに会ったHに酒の席で言われた。『いくらお金があって、贅沢できても、子どももつくれないとは情けない。男なら、悔しかったら、子どもの一人ぐらいつくってみろ！』と」。苦悩に顔をゆがませ、「くそっ！くそっ！」悔し涙を流し、繰り返しそう叫びながら、いつしか彼は泥酔していた。その晩、私は一睡もできなかった。あの日から、私たちの関係は少しずつ変わっていったと思う」。

「ちょっと待ってね」。そういって、A子さんは言葉を休めた。その頃、正直、私は投げかけた質問を撤回したい気分になっていた。時に、絞り出すように「う〜ん……」と唸りながら、苦しそうに顔をゆがめるA子さんを眺めながら、「やはり、聞くべきではなかった」とも思った。A子さんの話はあまりにリアルで、私自身、まるで夫婦の実態を暴く三面記事の特ダネ記者になったかのような錯覚を覚えた。何か、とてつもなく残酷な質問をしたかのように感じていたのだ。A子さんにとって、不妊の話をすることは、すでに終わりを告げた結婚生活の日常を語る事であった。不妊は、夫婦の日常に起こっていたのだ。私は、A子さんの言葉を待たず、次に質問を口にしていた。

「もし、話しにくいことならば、無理をしないでくださいね。話すことが辛いと感じるならば、この辺で終わりにしましょうか？」。A子さんは即答した。

「確かに、その頃の私にとっては辛かった。言葉にできないくらいに、苦しかったわ。でも、今の私は、もう苦しくはない。もし、あなたからみて、私が辛そうに見えるならば、それは、その頃の私の姿だと思って頂戴ね。私は、今、あなたに聞いてほしいと思っているの。誰も、聞こうとしてくれなかった話を。それは、私が、一生懸命、母になろうとしていた頃の話だから。どんなふうに聞こえるのか、私には、まだわからないけれど、悲しいとか、辛いとか、そんな思いは、今の私にはないの。確実に言えることは、その頃の私があるから、今の自分でいられるってことかな？　不妊の話なんか、聞きたいと思う人はそんなにいないものね！　不妊って、確かに辛いけど、悪いことばかりじゃなかったと思う」。

A子さんの語りは、どこにでもある夫婦のドラマではない。不妊という経験をした、夫婦の物語である。逆に、A子さんに励まされ、聞き続けることにした。

第5章　顧みてみつけたもの

「いま、あなたにきいてほしい」

苦しそうに顔をゆがめ、答えにくそうに「う〜ん……」と唸るA子さん。自責の念を覚えた私は、問いかけた質問を撤回するつもりで、「もし、話しにくいことならば、無理をしないでくださいね。話すことが辛いと感じるならば、この辺で終わりにしましょうか?」あわててそう尋ねた私に、彼女はこたえた。

「(前略)もし、あなたからみて、私が辛そうに見えるならば、それは、その頃の私の姿だと思って頂戴ね。私は、いま、あなたにきいてほしいと思ってるの。誰も聞こうとしてくれなかった話を。それは、私が一生懸命、母になろうとしていた頃の話だから」。

うかつだった。彼女は聴いてほしかったのだ。目の前に映る彼女の笑顔がくもり、快活な語りが止んだことに戸惑いを覚えた私には、その真意を汲み取ることができなかった。苦しそうな表情と、ことばに詰まり、話すことが辛そうに見えた目の前のA子さんは、過去を振り返り、その頃の自分の気持ちを探していたのだ。視覚にまどわされた自分の力量不足が、いまさらながら悔やまれた。A子さんにとって、不妊体験を語るということは、母になろうとしていた頃の自分を語ること。母になれず、妻でいることもできなかった自身の体験を、彼女はこれまで、誰にも語らずに生きてきたのだ。

「私は、いま、あなたに聴いてほしいと思ってるの」。

このことばが私の背中を押した。いまこの瞬間、A子さんと共有するこの空間に根を下ろし、こころあらたに向き合わねば、そんな気持ちでわが身を正す。その時、二人の間に降りていた幕があがり、あらたなステージが広がったと感じた。

聴き手と話し手の関係

生殖革命とは「誰の福音か」を再三問うておきながら、聞き手として自分が未熟であったことを恥じた。生殖医療に不妊の解決を求めるという心情の根底には、母になりたい女性の切なる思いが込められていることを知らない自分ではなかったはずだ。第2章「生殖革命の物語　エピソード①」以降、福音を聞いた女性として語り続けるA子さんが、冒頭語っていたことを思い出す。

「五〇歳になり、子どもを産むことも育てることももう悩む必要がなくなったわ。不妊に悩むことがなくなる日が来るなんて、今まで考えたこともなかった」。

そうなのだ。A子さんが時折みせる苦しそうな表情は、かつて経験した不妊体験を振り返るとよみがえる追体験によるものだったのだ。

「確かに、その頃の私にとっては辛かった。ことばにできないくらい苦しかった。でも、今の私は、もう苦しくない」。

目の前の彼女は知っていた。その頃の自分と現在の自分の違いを。子どもを産むことも育てることも悩む必要がなくなったいま、あらためて尋ねられた「誰の福音か」という問いかけに、かつて自分が母になりたかった頃に「母として聞いた福音だった」と伝えたかったのだ。

A子さんの場合、結果として子どもができなかった。それを知っている筆者は、〝私にとっては福音だった〟と答えたA子さんの〝私〟を〝母〟へ置き換えることなど考えが及ばなかった。さらに、その後離婚し、かつてパートナーであった男性に〝その頃の思い〟を確認できない現状では、「夫婦にとって福音だった」とする以外、A子さんには答えようがないのであろう。なんと、配慮のない問いかけだったのだろう。再び、自責の念にかられる。聞き手である自分自身が、生殖医療というまばゆいばかりの最先端医療の栄光に目がくらみ、その渦中に自身のからだをゆだね母になりたいと願いを託した女性の姿を、危うく見失いそうになるところだった。その危険性に気がついた時、「我に返る」――まさにその言葉通りの体験をした。

「聴く」を顧みる

自身も不妊治療経験を持つ身であるがゆえにできる（と思っていた）気配りと配慮を前提に、気負いのない立ち位置で向き合ってきたつもりの己を顧みる。間違いなく、不妊と共に生きてきたという自負が招いたともいえる失態だ。あらゆる領域のピア・カウンセリングの際によくある失敗事例とも重なる。

ピア・カウンセリングとは、同様の経験をしたピア（＝仲間）が、自分の経験をもとに、いま、同じ悩みで苦しんでいる方の話に傾聴することをいう。話し手からすると、同様の経験を持つ仲間に話すという安心感からラポールは成立しやすく、また聞き手も同様で共感しやすい。反対に、同調や同情といった、援助関係を阻害する感情に聞き手が支配され、それが話し手に向かうと相手を傷つける要因となる場合もある。また、聴き手であるピア・カウンセラーが自身の問題を解決できないままでも、受容することができないままでピア・カウンセリングを行う際には、十分な注意が必要となる。なかには、話し手の経験が、自身の経験と重なり、話を聞くことで自分の問題を追体験し、共倒れする危険性もあり得る。さらに、トレーニングの少ないピア・カウンセラーの場合、自分が経験したことのない悩みに対応できないケースがある。たとえ同様の経験があっても、起きた事象の捉え方はひと様々であり、必ずしも共感できるとは限らない。特に、果てしなく結果を求めることができる生殖医療には、個人の体験にはとどまらない多様な選択肢を理解する必要があろう。自身の不妊体験を「聴く力」の資源の一つにかえる――この意識が大切なのだ。

一般に、話を聞くためには、〝聞き手がききたいこと〟を話し手に求めるインタビューやアンケート、もしくは事情徴収などの調査時に用いる手段もある。ただし、この場合、事前に話し手の承諾を得たうえでの関係が必須である。逆に、話し手が〝聞いてほしい〟と願う動機がある場合は、聞き手の了解が必要だ。いずれも、はじめに、聞き手と話し手相互の関係を明確にすることで、その関係性が確立される。そのなかで両者が互いに、聞くことも話すことも十分にできる関係をつくることが、聞き手としての最初の役割なのだろう。

ときに、〝話し手が話したいこと〟と、〝聞き手がききたいこと〟との齟齬は、あらゆる援助場面における失敗の芽につながる可能性がある。聞き手は、まず、〝話し手の話したいことをききたい〟、という前提で耳を傾けなければ、援助関係は始まらない。それが人を援助することの基本スタンスなのかもしれない。しかし、状況によっては、聞き手が〝話し手に何を求めるのか〟を明確に提示することが有効な場合がある。たとえば、生活の為に必要な援助ニーズを知りたいときや、医療現場で治療中の患者に、限られた治療手段のなかで選択と決断を求める際などである。これらは、すべての人に与えられるべき生活の保障と、からだとこころの安全を脅かす恐れのある状況にある人々に対する援助が必要な場面だ。精神科と生殖医療現場で心理士として勤務する筆者はこれまで、自分はその選別と伴うリスクを知っているはず、そう思っていた。「援助者の〝おごり〟は、結果として人為的ミスにつながる」。今回ばかりはその典型となりかけた、反省しきりの出来事だった。援助関係において、顧みることと、仕切りなおすチャンスを見極めることは常に重要だと肝に銘じ、彼女と共にまた一歩、前に進むことにした。

生殖革命の物語　エピソード②――妻以上母親未満

「母親になりたかった……そうね……確かに、私はかつて……母になりたいと、本気で思っていた……それは間違いないわ」以前より穏やかな表情で、一つひとつのことばを確かめるように、時間では測れないほどの間を置きながら、A子さんは再び語りはじめた。

「でも……ちょっと、待ってね……」。

眉間を狭め、右に首を少し傾け視線を落とし、ことばが止まる。

数十秒、いや一分は過ぎただろうか、目線をあげ、まるで意を決したようにことばが続く。

「はじめは、そう、不妊治療を始めたころは、自然に自分が妊娠することが、治療の目標だった。夫婦仲はどこよりもよかったしね！」。

はにかみながらも自慢げに、満面の笑みを浮かべたその笑顔は、かつては夫に向けられていたのだろう。そこには、おそらく幸せな結婚生活を送ったのであろう若き日のA子さんの面影が浮かんでいた。反射的に微笑み返す自分もまた、どことなく嬉しかった。

「他の人もそうなんじゃないのかしら？　不妊治療に通院する最初のころは、誰でも、〝自分で妊娠して出産したい〟と思って受診するはずよ。よほどの事情がない限りね。私もそうだったもの。自分と夫以外の子どもを妊娠するなんて、考えもつかなかった。でも、今では、夫以外の男性から精子の提供を受けて妊娠する人や、自分以外の女性から卵子の提供を受けて妊娠し、自分のおなかでその子を育てることができるようになったんでしょう？　すごい世の中になったものよね〜⁉」。

合意を求めるように、まっすぐに私の顔を見つめた彼女は、現在の快活なA子さんの表情に戻っていた。精子提供については、第2章「注目されなかったトピックス」で解説したように、国内では六四年前から法整備の後実施されている技術である。A子さんにそのことを確認すると、「あることは知っていたが、自分には考えられない治療だ」と即答が返ってきた。

「あ、でもね、考えはひとそれぞれ。事情も十人十色でしょう？　私たち夫婦の不妊原因はどちらにもなかったけれど、もし、夫に原因があったとしたら、その選択肢が必要だったかもしれない。その場合、夫がその治療を望むかどうかだけどね〜でも……もし、夫が望んだとしても、私がそれを承知するかどうかは自分でも疑問だわね〜もちろん、私から望むことはないと思う。夫以外の、〝知らない男性の子ども〟を自分のお腹のなかで十月十日育て産むことは、私にはできないもの」。

以前、治療していた頃に考える必要のなかった問題を、今「たら、れば」で聞くことが、いかに愚問かを知っていた私は、何も言わず、ただうなずくしかできなかった。

漂流する母性

「あのね……ある晩夫が珍しく泥酔して、私が一睡もできなかった日のことを話したでしょ？」。上目づかいに、うかがうような仕草で声のトーンを下げ、彼女の話はつづく。

「あれから、私の何かが変わったと思うの。なんていったらいいのかな……あせるというか、意地になるというか、気合が入るというか。そういえば、病院に行くと『先生、ほかに何かできることはないんですか？　どこか、私にもっと悪いところがあるんじゃないですか？』と主治医に尋ね、看護師さんには『他の人はもっと早く妊娠するんじゃないいんですか？　自分だけがこんなに時間がかかるのはなぜなんですか？』と泣きながら訴えたこともあった。すると、主治医は決まって『それでは、もっと検査してみましょう』とか、『もっとよく効く薬を試してみましょう』と答え、さらに投薬や注射が増え、検査や通院の回数が増えることになった。顔を見ればいつも泣いてしまうので、それまで優しくしてくれた看護師さんは担当をはずれ、話を聞かず事務的に処置を済ます看護師さんにかわったりしたこともあったし……。きっと、主治医の先生も、優しい看護師さんも、私にどう対応していいのか分からなかったんでしょうね。いまから思えば、自分で自分の首を絞めたって感じかな？　自業自得って言えるのかもね！　だって、自分でもどうしたらいいのか、なぜ涙が出るのか分からなかったほどだもの。いくら先生でも、看護師さんでも、迷惑な話よね～」。

もし、患者が病院で泣くことを迷惑に思う医療者がいるとするなら、彼らは生殖医療に携わるべきではないだろう。自分で自分の状態が理解できない。これほど不安なことはない。ましてや、通院する患者に対して、治療する役割を担う立場にある医療者は、通院する患者の痛みを緩和することも医療行為の一つだ。なのに、なぜ、彼女は「自分が泣いたことが医療者にとって迷惑だった」と捉えているのだろうか。尋ねてみた。

「あとにも先にも、どの病院でもあんなに取り乱した状態になった経験はないわ。そもそも、痛くもないのになぜ涙が出るのかが分からなかったし。ねぇ、涙が出るときって、悲しいとか、悔しいとか、何か原因があるでしょう？　今ならときどき、笑いすぎて涙が出ちゃうこともあるけどさ。まぁ、あの涙はそんなんじゃぁなかったわね。なんていうか……悲しくて、苦しいの。悔しくて、悲しいの。こんなに悲しいことが、この世の中にあるのか！　って信じられないくらい、悲しかったの」。

ここまで一気に言い切り、大きく息をついた。同じくして、深呼吸をする自分があることに気がついた。よく「息が合う」という言葉がある。話し手の呼吸のリズムをつかみ、聞き手がその波長をとらえた時、その関係が一つの流れをつくる。同じ方向に同じリズムで向かう、という感覚。歩調が合う、とも似ている。

「でね、病院へ行って〝ここが痛い〟って説明できれば、先生も治療できるのかもしれないけれど。悲しいとか、苦しいとか、悔しいとか、って感情の問題でしょう？　そこまでは理解できていたから、言う相手が違うんだ、って思ってた。っていうか、言っちゃいけないと思っていたし、病院では〝言わせてくれない雰囲気〟だったもの」。

これって、デジャブ？

しばし時を止め、A子さんの話に耳を傾けながら、不思議な感覚を覚える。

確か、A子さんは「母になりたかった頃の話」を語っているはずだ。その頃から二〇年以上の歳月が流れ、人々の生活や社会全体、そして医療のあり方も、すべてが進化し、変化している。なのに、彼女の語りは、時空を超え、いまこの時代に不妊を治療する当事者たちの声と重なるではないか。当事者の視線で、生殖医療現場の過去と現在を検証してみる。

現在の生殖医療現場には、生殖医療を周知した心理士を配置する施設が、わずかながら存在する。不妊治療中の当事者たちに対する心理カウンセリングに心理士が対応することにより、通院中の不安や悩みの緩和、治療の選択と決断への対処を相談する時間と空間が確保されつつある。これは、当事者ニーズと医療者ニーズが一致した結果、構築された新しい試みであり、過去の生殖医療現場にはなかったシステムだ。また、生殖看護専門教育を受けた看護師による看護相談や、不妊当事者でつくる自助団体がサポートする患者会などで、当事者が悩みを語り合う機会を用意する施設も存在する。他にも、それぞれの施設ごとに、通院中の患者への特色あるサービスが考案され、どれをとっても、過去の医療施設にはなかった、患者へのサービスの充実度が高いことが分かる。確かに、医療現場は変わった。

ならば、なぜ、いまも筆者に届く当事者たちの声は、A子さんの語りと重なるのか。あたかも指紋の一致を鑑定する作業と同じく、現在の当事者たちの語りは、まるで、A子さんの過去の体験を知っていたかのように、ことばが重なりあうのだ。当事者の悲しみは変わっていない。過去も現在も。医療技術の進化や医療者たちのたゆまぬ努力によって変化した医療現場だけでは、こと足りないほどの底知れぬ悲しみがあるのだ。やはり、今一度、振りかえり、過去から再検証しなければならない。

振り返りはじめた医療者たち

二〇一〇年一〇月一八日、毎日新聞朝刊五面。記者からの「約三〇年間の体外受精の歴史をどう振り返りますか」という質問に、吉村泰典氏（日本産科婦人科学会理事長、慶應義塾大教授）は以下のように回答した。

「あっという間に普及し、発展し続け、飽和状態になっている現状だ。その間、妊娠率をあげることや採卵時の女性の身体的負担を軽くすることを追求してきたが、それは親の利益に関することで、生まれてくる子どもの福祉は考えられないできた。患者の自己決定権を優先するのが医療の原則だが、子どもの同意を永遠に得ることができないのが生殖医療の難しいところだ。妊娠・出産は生殖医療のゴールではない。三〇年間生殖医療に携わってきたが、果して良いことをしてきたのだろうかと思うことがある。一回、立ち止まって考えたほうがいいのではないかと。ＡＩＤ（第三者の精子提供による）非配偶者間人工授精のこと）で生まれた子どもたちの叫びは、生殖医療全体がはらむ問題を、我々に教えてくれているのかもしれない」。

かつて、Ａ子さんが「考えられない治療だ」と即答した「精子提供による妊娠・出産」で、誕生した子どもは現在までに一万五〇〇〇人以上に上ることは第2章 生殖革命の夜明け で述べた。このデータは、厚生労働省生殖補助医療部会報告書等から抜粋したものであるが、その直後、毎日新聞に先に紹介した記事が掲載されたことになる。この記事に代表されるように、多様な家族形態に対応可能な生殖医療技術の応用は、同時に、家族の問題をはらむことに注意が必要との理解が医療者にも広がり始めている。

確かに、生殖医療施設に通院する当事者のほとんどは婚姻関係にあるカップルであることから、「妻が夫の子どもを産みたいという動機があり、不妊症治療を開始する」という前提でカルテは作成される。他にも、最近では、婚姻関係にない事実婚カップルや、性同一性障害と認定された同性同士のカップルが受診するなど、高度生殖医療が対応する患者事例のなかにも、法律上まだ認められていないカップルを含め、時代の流れと共に多様化する家族形態の問題が浮き彫りになりつつある。このように、国内では法整備のない、つまり規制のない状況で、多様なカップルが〝子どもを持ちたい〟と願う際の対応が、直接、生殖医療施設の判断にゆだねられるという事態が実際に起きているのだ。このように、立ち止まってもう一度考える必要のある家族の問題に、早急な法整備は必須である。しかし、それ以前に、「あらゆる家族形態をつくることが可能な医療技術」を持つ生殖医療（施設・者）へ、家族支援システムの導入を急ぐことや、その社会整備を構築することなしには、今後、家族の安全を社会が保障することはできなくなるのではないか。筆者はそのことを憂いている一人である。

医療者も振り返りを始めた。今後も、不妊を生きた当事者たちと共に、その生きざまを振り返り、そして自身を省みることを続けよう。A子さんの語りはまだ、終わってはいない。

第Ⅱ部　不妊と家族

第6章　選ばなかった選択肢

友情と代理出産

「そういえば……」会うなり、A子さんは語りはじめた。彼女から話を切り出すのは今回が初めてだ。

「不妊治療をはじめて何年か経った頃だったかな……親友のC子が、あ、まだ話してなかったかしら？　私には中学校時代からの親友がいたの。でね、彼女にだけは、結婚した後も子どもができなくて悩んでいることを打ち明けていた。ず～っと、〝誰にも言えない話〟を互いに相談しあう仲だったから、彼女にだけは話せたのかもしれない。そういえば、その頃の私にとって、不妊の悩みを話せる唯一の友人だったかもね。で、そのC子がある日私にいったの。『A子の代わりに子どもを産んであげようか』って。ね？　すごいでしょう⁉　彼女の運転する車に乗って、二人で出かける車中だったたと思う。助手席でそれを聞いた私は、驚いたのなんのって！　思わず、そんなことできるわけないじゃない！　って、大きな声で笑いながら返事したのよ！」。

「え⁉　笑いながらですか？」。間髪をいれず、そう聞き返した自分にも、さらに驚いた。リフレイミングというより、反射的に思わず口走ったというほうがふさわしい。二〇年ほど前のそのやり取りは、まさに、今でいう代理出産と同様の発想ではないか。瞬時に、私のなかでは、頭の中にあるA子さんの履歴ファイルを見直す作業が始まっていた。ファイルといっても、実在するファイルではない。

普段、精神科と生殖医療の病院心理士として面接する際には、カウンセリングとは別に、医師による医療カルテが作成される。精神科の心療カウンセリングは、精神科診療の通院精神療法という保険診療項目にあたり、医療保険適用のカウンセリングを約六〇分、（一般よりは）安価で提供することができる。これまで十数年間実施してきた、数えきれない数のクライアントとの面談のなかには、要約筆記され心療カウンセリングカルテとして保管されているものもある。そのほとんどは、精神疾患の診断がおり、治療のため精神薬の投与を受ける患者のものだ。さらに、医師による医療カルテと心療カウンセリングカルテとは別に、一人ひとり個別の履歴ファイルに保存されているケースがある。精神疾患の診断名がつかず、精神薬の投薬の必要がない、もしくは、一時的な投薬のみ必要と診断された、心理カウンセリングレベルの患者のものだ。大切な個人情報が詰まったそれを、私は〝記憶のファイル〟と呼び、必要に応じ、実際に面談するその個人と向き合うときに限定し、記憶の棚から取り出し、開くことがある。いま、私は、開いていたA子さん用ファイルのトップページへ戻っていた。

Ａ子さんの〝記憶のファイル〟によると、一九八三年国内初の体外受精児が誕生した同年、結婚後数年経っても妊娠しない彼女は、通院を始めた、とある。彼女が語ったエピソードは、その頃、もしくはその後の出来事なので、おそらく一般の産婦人科医院から不妊治療専門クリニックへ転院したころのものだろう。もしかすると、転院のきっかけになった出来事を語っているのかもしれない。ふと浮かんだ疑問を〝記憶のファイル〟のクリップボードに留め、いますぐ、彼女に確認することは控える。聞き手のききたいことが、話し手の話したいこととは限らないからだ。思いが頭をかけめぐるなか、「え⁉　笑いながらですか？」と返した私に、「そう！　笑いながら、よ！」、さらに大きな声でＡ子さんは即答した。

「そうねぇ、いま考えても、びっくりするくらいの発言だったわね。まさか、〝代わりに産んであげる〟とは……フフフ、さすが親友のＣ子ならではというか、なんとも……ねぇ？」。いたずらっぽい視線をチラと私に向けたのち、嬉しそうに口元に笑みをたたえ、「きっと……そうね、おそらく、Ｃ子にとっては、他人事ではなかったんじゃないかな、私の悩みが」。そう語り終えた彼女からは、すでに笑みが消えていた。

「中学生のころから進学のことや好きな男の子の話、友人関係の悩みとか体の悩み、何でも話せる関係だった。失恋したときや結婚を決めるときも、互いに自分のことのように一緒に考えてきた仲だったから。でも、これればかりは……いくら親友でも、代わりに産んでもらう、という発想はできなかったわね。だけど、（Ｃ子の）気持ちは嬉しかったなぁ、うん……でしょう？」。

同意を求めるようなしぐさで首を傾げた彼女を見て、「ちがう。何かが違う」、そう思った。確かに、目の前にいるA子さんの語りとその表情に違和感はない。彼女にとって、親友と過ごした思い出は、多感な青春時代の大切な一ページに違いない。しかし、〝代わりに産んであげる〟――この親友のひとことが彼女に与えた（であろう）衝撃について、いま、敢えて問いなおす必要はないのだろうか。聞き手が話し手の話を肯定的に聴く、とは、決して、すべての語りに同意・同調することではない。特に、話し手が聞き手の同意を求める際には、慎重に反応することも大切だ。

現在では、第三者の関わる生殖医療技術により可能（日本では規制する法律はない）となった代理出産を、自ら望んで請け負おうとする友人の存在が、かつて、A子さんにあったのだ。

以前、第2章「生殖革命の時代」文中の「二〇一〇年のトピックス①」に、第三者から提供された卵子を用い、夫の精子と体外受精で妻が妊娠し出産したケースを紹介した。ほかにも、最近、特に二〇〇八年以降、日本国内での治療を断念し、アメリカや韓国、インドやタイなどへ渡航する不妊当事者カップルが増加しているという。以上は、海外で精子・卵子の提供を受け、代理母による代理出産で誕生した子どもに関する調査報告により明らかとなった（朝日新聞二〇一一年二月一九日朝刊）。報告によると、インドやタイでは二〇〇八年以降、少なくとも三〇組の日本人夫婦の依頼で、一〇人以上の子どもが誕生していたという。この背景には、同年、「妻の同意なしに、インド在住女性の代理出産により誕生した夫の子どもが無国籍状態となり、一時出国できなくなった問題」が大きく報道されたことがある。その後、子どもの出国は認められ、夫との特別養子縁組が成立した。夫婦は、その後離婚に至っている。

いつの時代も、やはり、生殖医療にはトピックスがつきものだ。〝代わりに産んであげる〟――A子さんと親友との友情は、いまなら、生殖医療技術を用い、〝子どもの誕生〟という違った形で実を結んでいたのかもしれない。〝代わりに産む〟という発想は、代理出産という生殖医療技術により実現された。彼女は当時、それを選ばなかっただけなのだ。その後、今日に至るまで、代理出産により誕生した子どもの数は、少なくとも百数十例以上あることが明らかになった（代理出産の法整備を進める超党派勉強会『代理出産の現状及び問題点』参考資料　根津八尋二〇一〇・四・二七衆議院第二議員会館）。A子さんが選ばなかった選択肢は、いま、現実のものとなっている。

カリバラ

今でいう、代理出産の申し出を、なぜ、A子さんは選ばなかったのだろう。

その当時、代理出産という代名詞が日常的に使用されていたとは思えない。しかし、日本では昔から、借り腹（かりばら）と呼ぶ、夫が妻以外の女性と性的関係を持ち、その女性が産んだ夫の子どもを、妻が実子として育てるケースも稀ではなかったという。妻である女性も、子どもを産んだ女性にとっても、いずれも屈辱的な体験であったはずだ。少なくとも、私はそう思う。A子さんにたずねてみた。

「カリバラ？　あぁ……知ってる。（しばし沈黙の時間が過ぎる）そのことも、いつか話せる……かもしれない。いつか、そう、そのうち、ね」。

意味深なことばを残し、疲れたようにつぶやいた。これも、記憶のクリップボードに留めておかなければ。そのうちA子さんが語る、その時の為に、その歴史的背景も知っておきたい。いや、知ることなしに聴いてはいけないのだと思う。生殖医療技術がまだ普及していなかった時代、生殖医療ではない選択肢を選び、不妊当事者たちが生き抜いた歴史なくして、現在の、そして今後の当事者支援は構築できない。それは確かだ。彼女との対話が進むにつれ、自分自身に課せられた大きな課題が浮かびあがる。それは、おそらく私だけのものではないはずだ。家族をつなぎ、命をつなぐことで刻み続けた歴史が、〝いま〟をつくったのだから。

A子さんとの会話は、いまのところ終わりが見えない。彼女が生きた五十数年間の人生に、しかも、成人し生殖年齢といわれる三〇年に満たない時間のなかに、いったい、いくつものエピソードが詰まっているのだろう。次々と増えていく〝私が聞きたいこと〟を、まずは一つずつ整理することから始めよう。A子さんの力を借りて。

背中合わせ

第5章「生殖革命の物語　エピソード②――妻以上母親未満」の中で、提供精子で子どもを産むことについて、彼女は「（前略）夫以外の子どもを妊娠することなんて考えられない（後略）」と語った。今回初めて、会うなり、自分から語りはじめた内容は、親友との思い出。それは、今でいう代理出産とつながっていた。そこから、代理出産の原点ともいえる、借り腹という日本古来のゆゆしき慣習を私から提示したことで、さらに、二人の対話が新たなステージに移っていく。確かに、そんな予感があった。でも、なぜ、いま彼女はそれを語るのだろう。そこに戻らなければ、そう、確信した。

〝親友が私を思って言ってくれたことばに驚き、同時に嬉しく思った〟彼女はそう表現した。はたして、それだけ、なのだろうか。この疑念を晴らさずに、このまま話を聞き続けることはできない、そう感じた。

話し手の語りは、たとえそれが事実であろうとなかろうと、どこかに話し手の真実がある。その前提に、私はこれまで話し手と向き合ってきた。しかし、ときに話し手を疑うことが必要な場合もあった。起きた出来事に対する、話し手の反応・感情・捉え方など、その認知に違和感を覚えた場合がそれにあたる。親友のことばに笑って答えたA子さんに、その〝笑い〟について尋ねてみた。

「ん？　あぁ、あの時なぜ笑ったかって？　そうねぇ……」。私に向けていた視線を落とし、右手を自分の胸に当て、しばらく考え込んだ様子を見せた。

「そう、突然いわれたことだったから、その場では、さらっと聞き流した感があったかしら。〝代わりに産む〟なんていう発想に、とにかくびっくりして、咄嗟に笑ったって感じかもね」。ふっ、と小さく鼻で笑い、左の口角が上がったまま話しは続く。

「いま考えると、なんかフクザツな気分かな？　きっといつか子どもを産めるんだ、って信じて不妊治療を受けていたんだから。信じたい、信じなきゃ、って。でなきゃ、（体が）痛い・（金額が）高い・（こころが）辛い不妊治療は続けることができなかったと思う。みんな、そうなんじゃないかしら？不妊治療って、いつかきっと自分も（妊娠できる）、って信じることができなきゃ、続かないと思う。その途中で、かわりに産んであげるって言われても、その頃の私には、〝ありがたいけど余計な親切〟程度にきこえたのかもしれないわね。だって、独身の時とか、妊娠する以前の、〝不妊のことなんて考えたこともない時期〟に、『自分の子どもを他人に産んでもらおう』なんて発想、誰にもないのではないかしら。前にも言ったと思うけど、誰も、自らのぞんで不妊なんか経験したくない。どの人も、なりたくて不妊になったわけじゃない。それでも不妊治療を始めたのは、あくまでも〝自分ノ子ドモヲ自分デ産ムタメ〟。最初から、自分で産みたくないから、誰かに産んでもらおうなんて、考えるほうがよっぽど問題だとは思わない？」。なるほど、もっともな意見だ。私はただ頷くしかなかった。

「それにC子は、いつも私の体を心配してくれていたし、『そこまでしなくってもいいんじゃない？』って、忠告もしてくれてた。そんな彼女のことばだから、笑えたのかもしれない。私の為に言ってくれてるんだって、本当にそう思えた。だから、嬉しかったんだと思う」。

A子さんは、親友が〝自分を思って言ってくれたことば〟と受け取ることができたのだ。

通常、不妊当事者の悩みは多様で、かつ深刻だ。そのような、不妊当事者特有の心理状態を不妊心理と呼び、なかでも、対人関係に問題や障害として、強く影響を及ぼすといわれる不妊心理には、大半の当事者が困惑する現状がある。対して、不妊現象にある当事者心理の解明は、いまだに進んでおらず、当事者が自分でコントロールする以外に手段はないといわれている。生殖医療を熟知した医療者であっても、たとえ、心理学の専門家であっても、解明できていない心理状態に対しては、その対処法などを提示することは難しい。その解決手段を説いた文献や資料が存在しないのだ。結果、誰も支援策を持たないに等しいということになる。自身の不妊体験に援助者もなく、次々に起こる様々なエピソードを自分なりの方法でやり過ごし、その体験を、いま振り返るプロセスに、A子さんが残してきた課題は膨大な量にのぼるのかもしれない。ならば、納得するに十分ではないが、いま、あえて、この問題を掘り下げることは避けよう、そう判断した。彼女は、思い出の書き換えを望んでいるのではない。しばらく、親友との思い出を愛しむように話す彼女のその穏やかな表情に、ふと安堵をおぼえた、その直後だった。

「実はね！」。唐突に、A子さんが切り出した。「その日、家に戻ってから、一人で思いっきり泣いたのよ！」。きっぱりと、そう言い切ったA子さんに向かって、えっ？　と、聞き返した私の目が、「なぜ？　どういうこと？」と、彼女に問いかけたに違いない。「うん……実はそうなの」。私の気持ちを察するかのようにうなずき、話し続けた。「ほんとは、誰にも言わずにおこうと思っていたことなんだけど。この話をしていて、思い出したの。その時のフクザツな気持ちを。確かに、C子の気持ちは嬉しかった、それは間違いない。でもね、〝代わりに産んであげる〟って、言われることは、よ～く考えると、〝もう、私には産むことができない、ってこと？〟になっちゃうのよね。その頃はいつも、一人になると、そんな風に考えてしまうことが多かった。なんか、まるで被害妄想みたいだし、誰もそんなつもりで言ってないことは分かっているの。何故そうなるの？　って、聞かれると答えられないんだけど、その頃は、何でもそういう風に聞こえてしまったの。変よね？」決して変ではなかった。それが不妊心理なのだ、そう思った。

「ある時、小さい子を連れて遊びに来た子育て中の知人女性から、『子育ては大変よ～！　うちは三人もいるでしょ？　もう、いらない！　って思う時があるの。どれか一人もらってくれない？　私なんて、子どものいない頃に戻りたいって、いつも考えてるもの。子どものいないあなたがうらやましいわ～』って言われても、ちっとも嬉しくなかった。だって、子どもができなくて悩んでる人に対して、いくら子育てが大変だからといって、〝イナイ貴方ガウラヤマシイ〟と言われて、喜ぶ人はいないと思う。それに、子どもはほしいけど、誰でもいいわけじゃない。それに、その気もないのに、簡単に〝要らないから子どもをあげる〟って、その子の前でいう親にも腹が立ったしね！　そういえば、誰かに何か言われるたび、よく腹を立てていたわね～あの頃は！」。

珍しく声を荒げ、一気に話し終えるうち、いつの間にか、いつものA子さんの笑顔は消えていた。「その頃は、ほんとうにフクザツな気持ちだったんですね」、そう返すのが精いっぱいだった。全身で怒りを表現しているように見えた彼女を、「怖い」と感じていたからだ。

「あ？　ごめんなさいね。決して、あなたに怒っているわけじゃないのよ～」。やっと返した私のひとことに、しまった！と言わんばかりに、少しあわてた様子で、にっこり笑って謝罪のことばを添えた。

　Ａ子さんは、その頃の怒りをいまも忘れてはいない、そう感じた。そうだ、以前にも、同様の出来事が私たちの関係に起きたいたことを思い出す。彼女がかつて言ったことば。「（前略）悲しくて、苦しいの。悔しくて、悲しいの。こんなに悲しいことが、この世の中にあるのか！　って信じられないくらい、悲しかったの」。この意味が、いま解りかけた気がした。悲しみと怒りは、常に背中合わせなのだ。そして、彼女はこうも言っていた。「（前略）もし、あなたからみて、私が辛そうに見えるならば、それは、その頃の私の姿だと思って頂戴ね。私は、いま、あなたにきいてほしいと思ってるの。誰もきこうとしてくれなかった話を（後略）」。さらに、きき続けなければ。彼女はきいてほしいのだ。

回　想

「そういえば、以前、『もし、あの時、Ｃ子が私の子どもを〝代わりに産んでくれていたら〟どうなっていただろう』って考えたことがあった。そう、あれから、もう一〇年もたつのよね、Ｃ子が亡くなってから」。遠くを見つめ、まるで独り言をいうように彼女はつぶやいた。一瞬にして体に緊張が走った私は、目を見開き、無言のまま微動だにせず聴き続ける。

「Ｃ子はね、結婚して三人の男の子がいたの。知的障害児が通学する養護学校の教師をしていた。ご主人と共働きしながら、障害を持つ子どもたちを、自分の子ども以上に可愛がってたなぁ」。顎をあげ、目線は空を仰ぐ。彼女のこころは、いま、ここには無い。

「養護学校の遠足や運動会に、自分の子どもたちも連れて行ったりして……ほんとうに子どもが大好きだったんでしょうね～破天荒なところもあったけど、おおらかで明るい女性だったのよ。その彼女に悪性腫瘍が見つかったのが四〇歳を過ぎたころだったかしら……何度も手術を繰り返したけど、そのたびに転移が見つかって、最期には悪性リンパ腫、つまり、血液のガンよね？　になって……骨髄移植も受けたんだけど……結局亡くなってしまったの。四四歳の誕生日を迎えたころだったかしら……私の同級生だから……」。間違いなく、涙をこらえているのがわかる。私は銅像のように、ただそこに座っていた。

「思い出せば切りがない。いつも、そう。いくら悔やんでも、誰も、何もできなかった。それは分かっているんだけど、やっぱり悲しい。彼女が亡くなった時、一番下の男の子はまだ小さくて……残された子どもたちにもご主人にも、かける言葉がなかったのをおぼえている。ねぇ、私がなぜ、いま、あなたにこの話をしたかわかる？」。わからなかった。理解できるのは〝子どもを代わりに産んあげる〟とまでいってくれた親友への回想、ということだけだ。私は、A子さんから目線を離さず、首を小さく左右に振った。

「私ね……C子のことを思い出すたび、いつも思うことがあるの。ああ、あの時、『代わりに産んでもらわなくて良かった』ってね。不思議でしょ？」。不思議というより、まだ、話の趣旨がつかめていない。

「もし……もしも、あの時、代わりにC子が〝私の子どもを産んでいた〟としたら、きっと私は、いま頃後悔してもしきれない気持ちでいたと思う。だって、女性が子どもを産むって、命がけですもの。子どもを産んではいないけれど、それくらいは分かる。その大切な命をかけて、もし、私の子どもを産んでいたとしたら……それが、彼女の死期を早めたんじゃないか。それがなければ、彼女はもっと長く生きられたんじゃないかって、きっと、後悔していたと思う。いま以上に。それと……」。何か言いかけて、顔が曇った。

「それとね、これは本音なんだけど……もし、彼女に〝私の子ども〟を産んでもらっていたら、その子に彼女の死をどう伝えただろうか、って。そして、私はおそらく、彼女の死によって、〝産まれた子どもを失う恐怖〟に襲われただろうな、って思う。素人考えだと思うかもしれないけれど、その子を産んだ母体の影響は、考えたくなくても、拭おうとしても、しきれないほど付きまとってくるもんだと思うの。DNAにしても、C子が死んでしまったという事実にしても。ずっと、その子に残る……当然よね。その子にとって、それが真実なんから。それに、たとえ、〝代わりに産んでもらった〟としても、産まれた子に対して、〝あえて、そのことを告げる〟ことはしなかったと思う。もし、言うことができても、『この人は私たち家族の親戚なの』くらいだったかな。なにを、どう考えても、あの時の私の決断は間違ってなかったと思う。いまとなっては、大切な思い出ね～C子への思いと共に」。

静かに、そして確かに、A子さんの語りが自分に浸透していくのが分かる。ほんの少し前に感じた

「A子さんのこころは、いま、ここには無い」といった感覚は消え、いま、私のなかに〝その思いが流れ込んでいる〟体感覚を覚えた。

「そう、このことを考えるたび、私はなんて自分勝手なんだろう、って。代わりに産んでくれるとまでいった彼女に対して、その最期を知っているからこそ、親友だったからこそ、思ってはいけないことなのに、〝やっぱり、代わりに産んでもらわなくてよかったんだ〟って思う。いい意味でも、悪い意味でも、そう思うしかないのかもしれないけれどね」。

泣き笑い——その表現はふさわしくない。悲しそうな瞳が涙のなかに浮かんでいる。いまにも泣きだしそうな口元はほころび、まるで微笑んでいるかのようにも映る。私のボキャブラリーでは、これ以上、目の前の彼女を表現することはできないし、ことばも浮かんではこない。ただ、「彼女を映す鏡になりたい」、こころからそう思った。

《世界のトピックス》

京大の研究班が、マウスのiPS細胞（人工多能性幹細胞）から精子を作り、卵子に注入（顕微授精）し、生殖能力を持つ成体へと成長するマウスの子を誕生させることに世界で初めて成功した。今後は同様に、卵子や精子幹細胞の作成、サルなどを使った研究にも取り組むという。日本では、昨年五月まで、ヒトのiPS細胞などから生殖細胞を作ることは禁止されていたが、〝受精させないこと〟を条件に解禁されたという（二〇一一年八月五日毎日新聞朝刊）。

いつか、科学がヒトの生殖の代理手段となる日が来るかもしれない。その時、あなたはｉＰＳ細胞で自分の精子・卵子をつくりますか？

第7章　寸断された選択肢

養親希望者の約九割が不妊カップル

これは、二〇一一年九月三日立命館大学（京都市）で開催されたシンポジウム「家族の創成と再統合――生殖医療と里親・養親――」（主催：立命館大学人間科学研究所）パネルディスカッション（テーマ：生殖医療と子どもの福祉は、家族の「創成と再統合」に何ができるか――「第三者のかかわる生殖医療」の可能性と「里親・養親になる」選択肢を考える――）のなかで、社団法人家庭養護促進協会（大阪市。HP: http://ss7.inet-osaka.or.jp/~fureai/）理事 岩崎美恵子氏より発表された報告である。

当日配布された資料によると、協会の調査では一九九八年度から二〇〇三年度の間に、協会から子どもを委託（新生児里子委託は民法上の規定はない）した養親の九七・五％に不妊治療の経験があったという（厚生労働省（二〇〇七）第三回「今後目指すべき児童の社会的擁護体制に関する構想検討会」、議事録）。

発表者の一人、不妊治療後里親を経て特別養子縁組（民法八一七条の二第一項。養子縁組の一類型で「実方（＊実親側を「実方」と規定している）の血族との親族関係が終了する縁組」のこと）で迎えた子どもを養育中の吉田菜穂子氏（『子供のいない夫婦のための里親ガイド』（明石書店、二〇〇九年）の著者）は、シンポジウムのなかで「（前略）私は、社会福祉のために子どもを迎えたわけではない（後略）」とその胸中を語った。吉田氏は自身の経験を踏まえ、著書に里親の申請、認定、委託に至るまでのおおよその道のりを紹介し、その都度必要なアクセス情報や、子どもを迎えたあとの生活もイメージできるよう、里親支援に関連した情報を掲載している。中には、養子縁組里親に興味をもつ方が高齢になりすぎないうちに一歩を踏み出すにはどうしたらよいかの具体的な解説もある。なぜ、「高齢になりすぎないうちに、養子縁組里親になるための一歩を踏み出す」ための解説が必要なのか。この点は、シンポジウムの重要なテーマとなった。後半、約三時間に及ぶパネルディスカッションでは、司会を、子どもの虹情報センター研究部長　川崎二三彦氏がつとめ、子どもの福祉現場から岩崎氏（民間）と梶谷氏（行政）、生殖医療現場から生殖医療専門医の内田氏、不妊当事者を代表して松本氏、そして、前述した吉田氏を迎え、絶え間なくあつい議論を展開した。以下にその一部を要約し紹介する。

子どもの福祉現場からの意見

パネリストの一人、島根県職員（元島根県中央児童相談所里親担当）の梶谷美鈴氏は、行政からの情報として配布した当日資料を参考に、「最近の傾向として、里親養親に登録するご夫婦の年齢は、確実に高くなっている。児童養護を前提に『子どもの最善の利益を優先する』という視点では、ご夫婦（特に母親）の年齢が高ければ高いほど、委託する子どもの年齢も高くなる」と説明した。これには先の岩崎氏も賛同し、「現在、不妊は生殖医療施設で治療するものといった風潮が社会にある。さらに、生殖医療技術の普及で、精子・卵子の提供、代理出産といった〝子どもを得るため〟に最先端医療技術を次々に医療施設から患者に提供することで、不妊当事者の治療期間が長くなり、里親・養親を検討する時期が遅れるのではないか。当協会でも、一九九〇年代初期から二〇〇〇年に入ってからの約一〇年間に協会を訪れる養親希望者の平均年齢が五歳上がっている（以上要約）」と、ディスカッションのなかで指摘した。

確かに、生殖医療施設の現状を見ると、まるで少子化問題に歯止めをかけるかのように生殖医療技術が向上し、生殖医療専門施設以外にも、不妊治療を実施する一般の産科婦人科医療施設が増えつつある。出産を扱う産科婦人科領域から産科が消え、婦人科の単科診療に新たに不妊症外来を新設し、不妊症患者を対象にした検査や、生殖医療技術を提供する医療施設へと診療内容を変更する総合病院の話題も頻繁に耳にする。生殖医療は、いま確実に普及しつつある。

生殖医療者のコメント

厚生労働省の報告（平成一九年度厚生労働省統計）では、一九九四年国内年間出生数約一二〇万人のうち、体外受精など高度生殖医療技術による出生数は約四〇〇〇人前後だったが、二〇〇八年には国内年間出生数一〇七万一一五六人のうち、体外受精など高度生殖医療技術による出生数は二万一七〇一名。さらに翌年二〇〇九年になると年間一〇七万三三五人が出生し、そのうち二万六六八〇人の子どもたちが高度生殖医療技術によって出生したとの報告がある。近年、子どもの出生に、生殖医療技術は不可欠な要素となっているのだろうか。うえの数値からは、そう考えざるを得ない現状を垣間見る。

一般に、「女性の妊娠率は三五歳を過ぎると著しく低下する」といわれる中で、パネリストの生殖医療専門施設 内田クリニック（島根県松江市。HP:http://www.uchida-clinic.info/）院長 内田昭弘医師は、「最近一〇年で、当院を受診する不妊患者さんの初診時平均年齢は確実に上昇傾向にある」と語った。この発表は、先の梶谷・岩﨑両氏から提起された「里親養親を検討する年齢が上昇しているのは、長期に及ぶ生殖医療の治療期間が一因では」という問題提起に、生殖医療現場からも同様の調査結果があることを再提起するものであった。さらに、内田医師は「当クリニックを訪れた患者さんの初診時平均年齢は、この一〇年で確かに上昇している。同時に、初診時までの不妊期間（一例として、結婚してから受診するまでの期間）は、わずかながら低下している。これらを総合して考えると、結婚し医療施設を受診するまで、不妊に対処しない期間は短くなったが、初診時年齢は上がっていることがわかる。つまり、不妊治療以前に、結婚年齢が高くなることで、（当然）妊娠率が下がり、治療が長期化しているともいえるのではないか（以上要約）」とコメントした。

当事者の願い

不妊当事者で構成された自助団体ＮＰＯ法人Ｆｉｎｅ――現在・過去・未来の不妊当事者を支える会――（HP:http://j-fine.jp/）理事長であり、現在夫と二人で生活する松本亜樹子氏は、「（前略）当事者として、こういったことは、もっと早い時期に、教育レベルで指導してほしいと思う。不妊というと、どうしても不妊治療が先にあって、そのあと里親養親というふうになるけれど、もっと最初から、すべての選択肢があっていいのではないか。不妊当事者だけではなく、みなさん、当たり前のように、望めば子どもができると思っている。不妊を知り、誰にでもその可能性があるんだということを、若い時期に知ることで、いろいろ対応できるのではないか（以上要約）」と回答した。

続いて吉田氏は、不妊治療を体験し、その後里親から特別養子縁組で子どもを迎えた自身の経験から、以下のように語った。「（前略）養親希望のカップルには、年齢やほかにも制限があり、それは地方自治体ごとに違う。たとえば、ある県の児童相談所では、養親希望の女性の年齢は三五歳までと決められ、それ以上だと登録もできない。しかし、他府県に行くと、三五歳を超えても手続きができるところもある。住んでいるところによって、養親になれる可能性が違うという不公平感はないだろうか。また、民間の（養子）斡旋業者などもたくさんあり、それぞれの手続きや、中には多額の料金を請求されるなど、一貫性がなく、社会制度が十分に整っているとは言えないのではないか。また、養子を迎えるにも年齢制限があることなどは、不妊治療中にはわからない。治療をやめたのち、児童相談所に行ったら、年齢が高すぎるから駄目だと言われ、さらには、里親養親の制度は〝子どもの福祉のためにある〟のであって、子どもが欲しい人のためにあるのではない、と言われ、傷ついた人たちもたくさんいると聞いていています（以上要約）」。

専門性の違う援助者たちが、それぞれの立場で、「子どもを迎えて家族をつくる」ためにできることへの忌憚ない意見を述べた。

シンポジウムは、開会の挨拶に始まり、立命館大学大学院教授　村本邦子氏の基調講演「子どもをはぐくみ、家族は育つ」に引き続き、国内初となる不妊当事者たちのドキュメンタリー映画「幸せのカタチ」（二〇一一年茂木薫監督作品）の上映で前半を終えた。短時間の休憩中、ドキュメンタリー映画のテーマ曲が流れ、壇上の準備が進むなか、おそらく参加した当事者であろう、上映中から聞こえ始めた〝女性が鼻をすする音〟がかすかに響く。その後、壇上では後半のパネルディスカッションが始まり、時を忘れるほどの活発な議論を展開した。児童虐待の専門家として高名な司会の川崎氏も、自身の研究「望まない妊娠」の対極にある、不妊を扱うディスカッションには、当初困惑を隠せない様子だったが、見事なまでにファシリテートの手腕を発揮し、沸き立つ壇上を治めていただいた。

以上は、シンポジウムからほんの一部を紹介したに過ぎない。後半壇上では、不妊に悩む当事者カップルが問題解決を目指す際、各選択肢の援助者となる生殖医療従事者、子どもの福祉・行政の専門者たちが、それぞれに抱える課題を協議し、当事者とともに協働を模索した。それはかつて、前例のない試みでもあった。「不妊カップルが多様な家族を形成することを支援する」援助者たちからの提言は、共通して、子どもを迎え家族をつくるために、何が必要なのか、また、我々はいま何をすべきなのか、を社会に向けた重要なメッセージとして発信していた。

インターバル

朝からシンポジウムに参加した私は、終了直後、彼女と肩を並べて会場を後にした。前章で、親友から「代わりに産んであげる」という突然の申し出にとまどい、その胸の内をあらわに語ったA子さんだ。会場の外は、朝から吹き荒れる風雨のせいか、夕暮れ時にもかかわらず、行き交う人影もまばらな京の都を夜の闇がつつんでいた。

前回の面接後、彼女は多少話すことに疲れた様子で、肩を落としうつむき加減で目を閉じた。同様に、聴き手自身の疲れも隠せなかったように思う。このまま話を続けるには、（相手にも自分にも）あまりにも過酷な作業を強いるかのように感じていた私は、互いの疲労感を暗黙のうちに確認し、しばらく次の対話まで時間を置くことを提案した。彼女はほっとしたように笑みを返し、同意を示した。

その際、先のシンポジウムの開催を伝えると、A子さんも「ぜひ参加してみたい」と、当日会場で待ち合わせる約束を交わしたのだった。

無言で帰る道すがら、二つの傘が阻むその距離を、その日の話し手と聞き手は、具合がいいと感じていた。別れ際、次の約束を申し出たのはA子さんであった。

「聴きすぎない」。これも聴き手がチェックすべき重要なポイントの一つである。話し手が聴いてほしい人に対して、「話したいことを、いま話せるだけ、話したいように話す」力量があるならば、聴き手はただ、そのまま聴き込めばいいのかもしれない。しかし、「誰かに聴いてほしくても、今まで誰にも話せなかったことを、（話せるかどうかわからないけど）話してみよう」とするチャレンジには、聴き手に細心の注意が必要となる場合がある。

話すことは、時にたくさんの気づきを得る。しかし、話しすぎることにはリスクを伴う。このリスクは、話し手にだけあるとは限らない。聴き手にとっても、話すぎる（もしくは、聴きすぎる）リスクがあるのだ。しかも、それは、カウンセリングの際、最初に構築したラポール関係に大きく影響する。一般に、一回の面接時間が長ければ長いほど、聴き手の疲労感は増幅するといわれる。また、時間に限らず、話の内容そのものがより核心に近づいたり、深く掘り下げていく作業にも聴き手の力量が必要となる。面接を通して、聴き手は常に話し手の伴走者であり続けることが求められるからだ。つかず離れず、面接の終結まで、クライアントを抱えすぎることなく、時に必要な距離と時間をとりつつ、話し手が向かおうとするその先へ矛先を向け、舵に手を添え続ける力を維持しなければならない。その過程にある、互いのリスクを回避しつつ静かに伴走することが、聴き手の大切な役割だと考える。

シンポジウムを語る

久しぶりに会うA子さんに、先のシンポジウムに参加した感想をたずねた。大きく一度深呼吸をし、残った息を吐きながら、「ああ、あれねぇ～」と返答し、語り始める。

「あれから、ずっと考えてたの、昔の自分のことを。ああ、私にもあったんだなって。不妊治療だけではない解決法が。って、今頃気づいても遅いけどね！」。茶目っ気たっぷりにおどけた表情をみせる。「でね、ついに、こんな時代がやってきたんだな、っていうのが正直な感想かな。だってそうでしょう？『私は不妊です。だから不妊治療をしました』って、あんな大きな会場で、たくさんの人たちの前で松本さんは宣言していた。吉田さんの方は、『不妊治療した後、養子を迎え育てています』って、みんなの前で整然と話をしていた。すごいっていうか、正直、尊敬のまなざしで見てたの。どちらも、あの頃の自分にはできなかったことだから。これまで、不妊って、どこにたどり着いても陽のあたらない、なんと不条理な現象なんだろうと思ってきた。そのひとことに尽きたし、それ以外に不妊を表現するすべを知らなかった。でも、シンポジウムに参加して、今まで知らなかった多くのことを知ることができた気がするの」。

そう言い切ったA子さんからは、すでに、先ほどの軽やかな笑みは消えている。A子さんは、当事者の立場で発言した松本氏と吉田氏が印象に強いらしい。やはり、同じ当事者として共感する点があるのだろう。実際は、松本・吉田両氏は平然と壇上に上がったのではなかった。シンポジウム前のお二人は、「来場者は必ずしも不妊当事者に対する理解がある方ばかりではない」ことを気にかけておられたように思う。せっかく流れ始めた会話の腰を折ってはいけないと、その話題は控えることにした。いま、目前には、先を急ごうとするA子さんのまなざしが、私を捉えていた。私は短く一度だけうなずいてみせた。

「うん、そうなの。前半のドキュメンタリー映画にあったように、今も昔も、不妊を経験した人たちは皆同じように悩み、いかんともしがたい経験を生き抜いてきたんだということ。あの映画には、時代を超えたテーマが流れていたと思う。私の経験と違うのは、生殖医療の技術だけなんだと感じた。登場人物のなかには、〝この世に生まれたのち育てる親を必要とする〟子どもと出会い、新たな家族をつくった当事者仲間がいたように、私の時代にも、きっといたに違いないということ。あの会場の壇上にいた人たちも、ずっと以前から、私たちの選択肢にいて、私たちを待っていてくれていたんだということ。そして、そして、その頃の私は〝それを知らなかったんだ〟ということ……」。

のみこんだ言葉にかわって、大粒の涙が流れ落ちた。次々と溢れる涙は、そのまま私に流れ込んでいるかのような感覚を覚える。直に、私のこころの壺がいっぱいになり溢れ出るに違いない、そう思った。

シンポジウムを振り返る

彼女の言うように、過去に、子どもを産み・育てたいと願い、不妊治療を経ても・経なくても、結果、産むことを断念した何組の不妊カップルが、養子を迎えることを希望して子どもの福祉現場を訪れたのか、いまとなってははかり知れない。当日発表された調査結果は、最近十数年間のデータである。特に、〝実子ではない子どもの親になろうとする〟不妊当事者たちにスポットを当てた養親の調査は、先日の家庭養護促進協会の報告が初めてではないだろうか。過去に不妊当事者にスポットが当たることは、まずなかった。

実は当日、調査報告を耳にした瞬間、やはりそうだったのか、と気づいた。不妊当事者と施設で暮らす子どもの接点が以前からあった事実を思い出す。おそらく、行政の委託事業を展開している民間団体（協会は大阪府・大阪市・堺市の委託事業を展開）としては、初めて子どもの福祉現場を訪れた不妊当事者の実態を明らかにした報告だったと思う。しかし、なぜ、これまで、国内に二〇以上あるといわれる子どもの福祉関連の民間団体は、その実態を明らかにしてこなかったのだろう。また、行政もしかり。全国の児童相談所や乳児院、そして行政など、子どもの福祉の各担当者たちが、その実態を知らなかったはずはない。以前、実施したインタビュー調査でも、児童福祉の担当者たち全員が〝不妊当事者を迎えたことがある〟と発言したはずだ。

現実に、吉田氏が言うように、決して社会貢献のためではない「養子を迎えるための動機」の一つに、「不妊だから」という動機があるのだ。それを今回浮き彫りにした岩﨑氏の貢献は大きい。岩﨑氏が、子どもを養護するだけではなく、長年にわたり、家庭を養護する活動をされてきたことを改めて知った。今回、協会は「養親希望のカップルが不妊であるか否か」のデータを集計し公表に至った。私自身も、実子をあきらめ、養親となり子どもを迎えることを選択していない当事者の一人として、この報告をとても嬉しく思う。「不妊であって、養親になりたい」当事者たちに光を当て、それを「子どもを迎える」確かな動機付けとして受け止め、親になりたいと願う不妊当事者たちの実際を社会に発信してくれたのだと思うと、感慨深い思いがする。

これまで社会には、「不妊かな?」と思ったら、「まずは不妊治療を」というスローガンのようなものが存在していた。しかし、このシンポジウムの参加者たちは、「不妊かな?」と思ったら、すべての選択肢を、まずはカップルで検討することを推進するに違いない。カップルで、治療、里親・養親、二人で生活するなど、「子どもをどうするか」を前提に、家族をつくる計画を対話することからスタートする。それが、不妊現象の問題解決の第一歩であることを多くの援助者が知ったことだろう。そう考えると、なぜか嬉しくなった。

援助者はいずこ？

「一つだけ、どうしてもあなたに教えてほしいことがあるの」。自身が選ばなかった選択肢（というより、選ぶことがかなわなかった選択肢）の先にも、援助者が待っていてくれたことを知り、大粒の涙を流したA子さんだった。言い残したことがあるらしく、ひとしきり泣いた後にポツリポツリと語り始める。

「むかし、不妊に悩み生殖医療施設に通院中だったころは、自宅と医療施設を往復する日々を繰り返すなかに、里親になるとか、養子をむかえるといった情報を得ることはなかったと思う。通院は一人だったし、病院では誰とも話すことはなかった。不妊のことや通院してることも、誰にも相談できる状態ではなかったし……唯一相談した親友には、代わりに産んであげるって言われたしね。あのころは、治療の失敗を繰り返すたびに、なんだか体中の力が抜けていくように元気を失っていたと思う。誰にも会わず、好きなことをする気力もなかった。でも、治療だけはやめられない状態だった」。それこそ、まさに、不妊当事者女性が口をそろえて言う、先の見えない不妊トンネルに潜った状況だ。

「一般常識としてなら、不妊治療以外の選択肢があることを知ってはいても、自分では子どもが産めない、不妊だから、といった個人的な事情は、養子を迎える理由にはならないと思っていたの。シンポジウムで島根県の梶谷さんが、里親養親制度は子どもの為にある、と説明しておられたように、子どもの福祉を前提とした社会制度には当てはまらない、と感じていたのかもしれない。制度があることは知っていたけど、それが自分の選択肢の一つだとは考えていなかった、ってことかもしれないわね。不妊だから、といった理由で自分を受け入れてくれるところは生殖医療施設だけ、そう思い込んでいたし、当時は実際にそうだったと思う。それに、どこにも不妊の悩みを相談するところがなかったの。もちろん、医療施設にもね。もし、いま不妊に悩み始めたら、まず、どこに相談すればいいのかしら？」。

確かに、シンポジウム当日、壇上にいた援助者たちは、生殖医療施設の医療者、民間・行政の子どもの福祉の専門家、そして、当事者たちである。現在では、それぞれに所属する、行政や当事者団体、そして生殖医療施設のカウンセリング等の相談窓口はあるけれど、不妊（治療）の相談なのか、または、里親・養親になる手続きを相談するのか、別々の窓口に当事者は自ら足を運び、いずれを選択するのかを先に決断しなければならない。相談する以前に、「どの選択肢について相談するか」を選ばなければならないのが現状だ。不妊って、本当に厄介で、次々と当事者カップルに負担を強いられる現象だと、つくづく思う。おそらくA子さんの疑問も、そこなのだと感じた。「調べてからお答えしたい」。しばらく考えたのち、そう返事をし、A子さんには後日報告することとした。

次の日から、不妊を相談する窓口の確認作業が始まった。

生殖医療心理士の回答書

拝啓、先日のご質問にお答えいたします。私が勤務する生殖医療施設には、年間平均約数百組の初診不妊カップルが検査や治療を目的に受診します。彼らのうち何割かは、個別の期間に治療を終結し、妊娠・治療中断・自らの意思で治療中止・転院（転居）・その他の理由で、施設を離れていくのですが、それ以外のカップルは、妊娠を目指し不妊を治療するため、通院を継続することとなる場合もあります。通院期間は様々で、数カ月から数年、中には、ごく稀に、治療中断を入れながら五年以上不妊治療を継続する方もおられます。しかし、それでもなお、不妊治療の手を尽くしても、結果、妊娠・出産に至らないカップルが存在することも事実なのです。

このような状況のなかで、不妊をめぐる多種多様なご相談やご質問、カップルが抱える問題などに個別に対応することが、生殖医療現場の心理士に求められるのです。施設内に設けられているカウンセリングルームには、治療前中後と様々な状況にある当事者の方々が訪れます。実子を得たいと願うカップルが生殖医療施設を訪れ、タイミング法・人工授精・体外受精・顕微授精の段階を経ても、結果が出ないケースのカウンセリングには、その後のカップルの生活設計の立て直しが組み込まれることも稀ではありません。他にも、妊娠するために必要な絶対条件（子宮・卵子・精子）が、カップルに備わっておらず、初診時から「カップルの実子」を望めない患者さんもおられます。おそらく、彼らは、生殖医療現場を離れた後は、その後の人生を再構築するための支援者もしくは相談者を失う恐れを抱いておられるに違いありません。事実、治療を終結したのちも、当クリニックのカウンセリングルームへ通う方もおられるのです。不妊に悩み、不妊治療を経験した方たちは、その経験をなかったことにはできないのです。ですから、悩んだ時間が長い方ほど、治療期間が長かった方こそ、そして、流産や治療の不成功など、身体を通して不妊の痛みを体験した方こそ、その後のフォローが重要なのだと考えています。医療現場で明らかになった、実子を持てない致命的なからだの要因は、それを知っている医療者以外には話したくない、という理由も理解できるような気がするのです。

治療中のカップルの大半は、いつか子どもが生まれたら、といった人生計画を（少なくともイメージとしては）持っていただくようお願いしています。みなさん、子どもを育てる夫婦になることを前提に施設を訪れているのですから。だから、治療しても結果が出ない（＝妊娠・出産しない）ということは、治療を終結したカップルがその後の人生設計を再構築し、治療以外の選択肢への移行を余儀なくされることを意味するのではないでしょうか。このことを、これまで生殖医療現場の心理士として、ときに不合理に感じることもありました。以上が、ご質問の回答になるかはわかりませんが、お答えできる範囲で回答させていただきました。

敬具

検　証

「不妊の悩みは、まず初めに、生殖医療施設へ。そこで、もし、結果が出なければ（＝妊娠しなければ）、実子をあきらめ里親・養親になるのか、もしくは、夫婦二人で生活するのかを選ぶしかない」。まさか、このような不妊の岐路が、現在まで、社会システムのなかに組み込まれてはいなかっただろうか。不妊カップルにあるすべての選択肢は、社会で寸断されていた。そして、そこには優先順位がついているかのような感がある。先に不妊治療ありきの選択を、その経路を経て、いまを生きるA子さんに問い、ともに検証しなければならない。まずは、生殖医療心理士から届いた回答書に意見をもらう、そこから始めようと考えた。

第8章　片道切符の選択肢

「一つだけ、どうしてもあなたに教えてほしいことがある」。

少し時間をおいて面会したA子さんは、面接が終わる間際、あらたまった口調で言った。彼女からの質問は初めてだ。

「もし、いま不妊に悩みはじめたら、どこに相談すればいいの？」。

最後にそう結んだ問いかけに、私は即答することができなかった。

個の事情と公の利益

「あれから、ずっと考えてたの、昔の自分のことを。ああ、私にもあったんだなって。不妊治療だけではない解決法が。って、今頃気づいても遅いけどね！」。

シンポジウムの後、久しぶりに会うA子さんは、いつもの調子で口火を切った。先日、「家族の創成と再統合シンポジウム」の会場を後に、言葉少なに肩を並べて歩いた、あの疲れ切った彼女の面影はない。ひとしきり、シンポジウムの感想を述べる中で、「(前略)あの会場の壇上にいた人たちも、ずっと以前から、私たちの選択肢にいて、私たちを待ってくれていたんだということ。そして、そして、その頃の私は〝それを知らなかったんだ〟ということ」。

その後に続くことばのかわりに、大粒の涙から彼女の思いが伝わる。かつて自分が選ばなかった選択肢があったこと。もし、その道を選んでいれば、そこには、自分を待っていた援助者たちがいたのだということ。そして、そのことを自分は知らなかったんだということ。いま、それを知る喜びと、かつて知らなかったことへ悔しさなのか、それとも、もう引き返すことができない悲しみからか、いずれにしろ涙の理由を聞く必要は無いと感じた。

一呼吸おいたのち、多少は気持ちが鎮まったせいか、冷静さをよそうかのように整然とした面持ちで再び語りはじめる。

「一般常識としてなら、不妊治療以外の選択肢があることを知ってはいても、自分では子どもが産めない、不妊だから、といった個人的な事情は、養子を迎える理由にはならないと思っていた」。

こう語ったA子さんのことばには一理ある、そう感じた。もし、「個人的な事情に公共の利益は伴わない」という考え方が私たちの生活に浸透しているならば、A子さんの考え方は間違ってはいないだろう。「実子ではない子どもの親になる」ことが、「子どもの福祉のためでなければならない」とすれば、「不妊で悩んでいる」という理由だけでは、実子以外の子どもの親になることはかなわない、となる。

つまり、不妊に悩み、児童相談所、もしくは地方自治体（各市町村や保健センター等）に設けられた不妊相談窓口に在籍する相談員に相談する際には、「実子にこだわらず、児の福祉のために、子どもを育てることを検討する」という前提なくしては、不妊の相談はできないと考えざるを得ないのだ。では、不妊という個人的な事情はあるが、家庭を必要とする子どもを養育したい、場合はどうだろう。「子どもを迎える動機は不妊」だけれども、迎えた子供の幸せを願い、子どもが安心して暮らせる養育者となりたい、という相談は児の福祉の考えにそぐうものではないだろうか。しかし、その場合、不妊の悩みは、自己の責任において、それ以前に整理されていなければならない問題として扱われるだろう。やはり、児の福祉を守るシステムに、不妊当事者の悩みに対応する機能はない。

「シンポジウムで、里親養親制度は子どもの為にある、と説明しておられたように、子どもの福祉を前提とした社会制度には当てはまらない、と感じていたのかもしれない。（中略）不妊だから、といった理由で自分を受け入れてくれるところは生殖医療施設だけ、そう思い込んでいたし、当時は実際にそうだった」。

当時、不妊のことを誰にも相談できず、不妊に関する情報さえも知りえなかったA子さんが、そう考えるのも無理はない。確かに、自分に起きた問題への対処として、〝常識として知っていること〟が、実際に〝自分の解決策となる〟とは、限らない。「制度があることは知っていたけど、それが自分の選択肢の一つだとは思わなかった」とは、まさにこのことをいうのであろう。

不妊は不合理

女性が子どもを持つことを意識した際に、まず「パートナーの子どもを、自分で産みたい」という発想が自然という前提で考えると、「実子以外の子どもを育てる」という発想への転換は、容易ではないはずだ。当然、「自分の子どもを産む願望」から、「実子以外の子どもを育てる親になる」思考への移行は、スキーマの転換と同様に、個人が単独で容易に成し遂げられる変遷ではないだろう。さらに、彼女は「それに、どこにも不妊の悩みを相談するところがなかったの。もちろん、医療施設にもね。」とも語っている。つまり、不妊問題に対する援助者を持たなかったのだ。

「もし、いま不妊に悩み始めたら、まず、どこに相談すればいいのかしら？」。

最後に、訴えるように私に向けた彼女からの問いかけは、かつて、彼女が誰にもたずねることができなかった質問でもあったのだ。彼女が生殖医療施設にたどり着いた際も、不妊を治療する対応はできても、その悩みは相談できなかったということになる。

医療施設では、受診する患者に対して、必要だと診断された医学的処置を拒むことは、根本的にあり得ない。しかし、その場合も、挙児希望の患者に対する医学的処理なのであって、決して不妊の悩みを相談できるわけではないことは知っておいたほうがよいだろう。大半の医療者は、不妊治療する患者を診る（看る）のであって悩みを相談する人たちではないからだ。

もちろん、不妊に悩むすべてのカップルが生殖医療を受診するわけではない。人によっては、その前に、有名な子授け寺へ子授け祈願に出向くカップルや、気分転換に日常を離れて夫婦旅行に出かけるカップルもあるだろう。なにもせず、ただ自然に運命をゆだねるカップルも存在する。当事者に様々な考え方がある中で、そのカップルなりに何らかの行動を起こすとき、実際に生殖医療施設を選ぶカップルが多いことは既成の事実だ。

特に、「パートナーの子どもを自分で産みたい」という自然の摂理にかなった動機は、不妊に悩む多くの女性たちのベクトルを生殖医療施設へ向ける。そこでは、自然に妊娠できない、という前提での不妊治療がスタートするのであるから、その時点でこころに葛藤が生じることは避けられない。このような状況への対応策として、近年、生殖医療施設の中には、生殖医療の専門性を持つ心理士が在籍し、定期的に心理カウンセリングを実施する施設も増えつつある。

前章、A子さんの問いかけに、「不妊に悩み（自分で子どもを産むという前提で）相談に訪れるところ」として、私はまず、最初に生殖医療施設を思い浮かべ、当事者からの相談を担う生殖医療心理士から、質問への回答書を受け取ったのだった。

はたして、最初に生殖医療施設を訪れた場合、「不妊に悩んでいることを相談」できる環境がどの施設にも用意されているのだろうか。前章、その点を質問項目に入れ送った生殖医療心理士からの回答書には、「（前略）治療を終結したカップルがその後の人生設計を再構築し、治療以外の選択肢への移行を余儀なくされることを意味するのではないでしょうか。このことを、これまで生殖医療現場の心理士として、ときに不合理に感じることもありました」とある。不妊現象の解決に、生殖医療は万能ではなく、また、当事者援助を担う医療現場の心理士も、ときに不合理に感じることがあるというのだ。不合理とは〝合理性がない意〟であるが、何が合理的ではないのだろうか。後日、質問に回答を寄せた心理士に直接面会し、対談する機会を得た。

心理士はかく語りき

「お送りした書面で、私が不合理と申しましたのは、当院のことだけではなく、治療した結果、子どもを授かることができなかったすべての患者さまに対して、私が日頃感じていることなのです」。

おそらく同世代だろうか、落ち着いた雰囲気の女性心理士は、簡単な自己紹介の後、さっそく本題に入った。

「世間では、結婚年齢も徐々に上がっているといわれますが、確かに、最近では、初診の際、すでに四〇歳を超えた女性もおられまして、俗に言う高齢出産の域に入った方は、最初から妊娠率もそう高くはありません。そこから治療を始められるのですから、当然のように結果がついてこない方が多数おられます。ご存じとは思いますが、不妊治療には、妊娠に必要な条件が揃っていれば、たとえ年齢が高くても、絶対妊娠できない、つまり、妊娠率ゼロ％とはいえないのです。対して、いくら年齢が若くても、妊娠率が一〇〇％とはいえないのも事実です。この、私たちが高齢と呼んでいる三〇歳代後半以上の患者さまが、最後の望みをかけて長期間に及ぶ治療をいよいよ終結される場合、その終結する決心をつけることにもかなり苦しい思いをされるケースに頻繁に出会います。実際に、年齢も四〇歳を超え、四〇歳代の後半の方が多いかもしれません……その中に、時折、養子をもらうことを考えてみる、といって医療現場を離れる方がおられるのです。以前、そういって治療と同時に私との面接も終了した一人の女性がおられました。ところが、後日、そうですね、数カ月もたった頃でしょうか、その方から再び面接の予約が入りました。お送りした書面にも書きましたが、治療を終えた方がカウンセリングにだけお見えになるのは、決して珍しいことではないのですよ。気持ちの整理に時間がかかる方や、これからのことを考えたい方など、理由は様々です。また、治療中、カウンセリングを有効に使いながら無事出産を迎えられた方の中には、生まれた赤ちゃんを連れて、あいさつ代わりに面接に来られる方もおられるのです。治療中は気持ちが沈み、時には涙を流しつつ、辛い思いをされながら頑張った結果、授かったお子さんですから、会って欲しいのかもしれませんね。ええ、来室した方は皆さん同じことをおっしゃいますよ。『この子をみて欲しかった』と。私としては、その子の誕生までには、及ばずながら多少は力になれたのかもしれない、そう思うことにしています。しかし、あくまでも、結果は、ご夫婦の努力で出されたのですけれど。医療現場で働く者たちは、ご夫婦が妊娠を目指して頑張っておられるのを支援することしかできませんからね。でも、やはり嬉しいですよ、そんな面接は。どなたも、治療中の表情とは全く別人のようで、これまでに見たこともないような喜びにあふれたお顔で、赤ちゃんをしっかり抱いて来室されます。じつに、カウンセラー冥利に尽きる瞬間ですね」。

なんとも、嬉しい話を、実に嬉しそうに話すものだ。先ほどまでの、心理士としての客観的な意見を語る時とは違う、まるで、娘が孫を連れて里帰りする話をはずかしそうに、でも少し自慢げに語る母親のようにもみえる。

「話は戻りますが、その方も、てっきり養子縁組がうまく進んでいるのかと思っておりましたところ、実際にお話をうかがって驚きました」強い口調で話を切り替えた、その表情は険しかった。

いきどおる

「ご存知ですか？　実子以外の子どもを育てるには、厳しい条件や煩雑な手続きをクリアしないといけないことを」。

大まかには理解していた。先日の家族シンポジウムでも、その手続き、特に、夫婦の年齢制限について経験者のパネリストの方が熱心に語っておられた記憶がある。その話を伝える。

「やはりそうでしたか……実は、その方も『子どもがほしい一心で、一生懸命不妊治療を頑張ってもできなかったことを、勇気を出して話したのに、門前払いに近い形で、けんもほろろに追い返されてしまった』と、泣きながらおっしゃっていました。『もう二度と行きたくない』とも……返す言葉が見つかりませんでしたね、あの時ばかりは」いったい、何があったのだろう。養子を迎えることを前提に、その専門家に相談するために訪れた場で、どんなやり取りが交わされたのだろう。怒りと共に疑念がわき起こる。そんな私の心中を察してか、彼女は話の先を急いだ。

「その面接の際も、とても感情的になられまして、激しい口調で、泣きじゃくりながらお話しされていました。確かに、通院中の面接でも、治療をいつ辞めるか、この先、どうやって生きていけばいいのか、自分はこのまま一生不妊症という病気を背負って生きていかなければならないのか、など、次々に容易に答えを出せない悩みをぶつけてくるタイプの方でしたので。その方の詳しい状況をお話しするわけにはまいりませんが、普段は、知的で教養の高い温和な方なのですよ。でも、たび重なる治療の失敗を繰り返すうち、徐々に自信をなくし、本来の自分を見失っていくかのように変化される方も多いのです。その都度カウンセリングを受け、やっと気を取り直して、次の周期に期待をかけることを何度も繰り返すと、最後には、もう次に期待を持てないほど気分が落ち込んで、軽い鬱状態に入る方も珍しくはありません。治療周期は、女性の月経ごとにやってくるわけですから、『毎月』が周期なのです。特に、高齢の女性は、日を追うごとに卵子の状態も、子宮やホルモンの状況も加齢と共に良くない方に変化します。だから、高齢女性の不妊治療は、よく、『時間との戦い』といわれることさえあるのです。その方も、いったんカウンセリングも終結されたわけですが、決して、本来の自分自身を取り戻し、治療終結後の生活やその後のことを冷静に計画的に考察できる状態ではなかったかもしれませんね。治療をやめると決心されてからは、急いで次の準備、この方の場合は、養子を迎えることだったのですが、その準備に取り組んでおられたのだと思います。やはり、治療が終わっても、時間との戦いが続いていたんでしょうか。そう考えると、養子の相談をしたところでも、おそらく冷静に話ができなかったのかもしれません。『相談員に話す前から涙が止まらなかった』と言っておられましたから」。不妊心理の特徴の一つに、「感情のコントロールがむずかしい」とある。おそらくその女性は、自身の感情をコントロールしにくい状態のまま、養子を迎える準備を始めたに違いない。二〇一一年のシンポジウムでも話題となったが、彼らを迎える児童福祉現場の専門者たちは、〝不妊当事者が面談に来る〟ことを知り、その対応に困った経験はあるものの、不妊当事者への対応をどうするか、を特に意識しているわけではない、ということが過去の調査でも明らかになっている。その中で、（社）家庭養護促進協会理事　岩崎氏の報告にもあるように、最近協会を訪れたカップルの約九割に不妊治療の経験がある、という貴重なデータに目を見張る結果となったのだ。この協会では、少なくとも、不妊を経験したカップルという前提で研修制度を設けているという。では、全国に二〇以上あるといわれる、子どもを斡旋したり、里親・養親縁組を支援する施設や団体、そして、行政の児童福祉現場では、どういった対応がなされてきたのだろう。さらに大きな課題を抱える手ごたえを感じた。

「今日お話しさせていただいた大半は、これまでに私が出会った、不妊に悩み治療しながらカウンセリングを受けていただいた方々のお話です。実際は、医療現場でカウンセリングを受ける方はそう多くはありません。さらに、不妊治療の施設以外では、不妊の相談ができるところはほとんどないらしいのです。これも需要と供給の関係故のことでしょうから、きっと、不妊の悩みを他人に話すこと自体に抵抗をお持ちの方が多いのでしょうね。身近な友人にも内緒で通院しておられる方も多いですから。かといって、ご夫婦以外のご家族がよき相談相手かといえば、決してそうとは限らないのも事実。家族が絡んで、問題がより複雑になるケースも、現にありますからね。私は、生殖医療施設にいる心理士だからといって、生殖医療技術にだけ詳しくても、患者さまのお役にたてるとは限らない、ずっと、そう思ってきました。おそらく、その思いをお伝えしたくて不合理ということばを使ったのかもしれません」。

最後に自身で話をまとめ、女性心理士との対談は終了した。

禁じ手

不妊治療を選択すれば医療現場の心理士が、「治療する当事者カップル」の援助者となる。また、養子を迎えることを検討する際には、児童福祉現場の専門者が、「子どもを育てる親になるため」の援助者となる。確かに、それぞれの選択肢の先に援助者がいることには違いない。しかしながら、医療現場には、「養親になるための支援」はなく、児童福祉現場には、「不妊に悩む当事者への対処」はない。当事者たちは、自分で考え、自らいずれかの選択を決断しなければならないのだ。しかも、治療終結までに必要な時間は、妊娠が成立する以外には、自分でその終結時期を決断しなければならず、晩婚化が進む中では、年齢を意識した〝時間との戦い〟はやむをえないのだろう。医学的には、妊娠率ゼロ％はあり得ないのだから。何びとたりとも、時間を巻き戻すことはできない。また、時間の経過と共に歩いた人生の岐路を、引き返すことはできない。そのことを、身をもって経験したA子さんに、意を決してたずねたいことがある。彼女にしか聴くことしかすべをもたない私が、いま、彼女に〝それ〟を聴くことを恐れている自分でもあることが分かる。聴き手が話し手に、聴きたいことへの回答を求めるときは、十分な配慮と、五感を使い全身で聴くかのような感性と注意深さが必要だ。今回だけは、満身創痍で臨まなければ、そう思った。

私には、聴かなければならない重要な質問があった。それは、A子さんとの面接が始まって以来、ずっと、聴くタイミングを見計らっていたことだ。彼女が傷つくことなく、彼女が話せる内容を、話せるだけでいい、いつか聴かせてほしいと願っていたことだ。いまが〝その時〟なのだと確信した。

第9章　不妊と家族の相関関係

日を開けて、A子さんとのアポイントを取る。事前に、先日女性心理士から伺った内容をまとめ、メールで報告を済ませることにした。彼女が連絡を待ち望んでいることを知っていたからだ。送付メールに、次回はこちらから伺いことがある旨を書き添えると、彼女からは、「では、いつもよりゆっくり時間をとります」と返事があった。いよいよ、その時が来たようだ。

生殖革命の物語　エピソード③――そのとき、家族は

「いつ話そうかと悩んでいたんです」。

あらたまった口調で彼女は静かに返答した。

「ほんとは、話すべきかどうか迷っていたのかもしれないし、もしかすると、全部は話せないかもしれないのです」。

「わかりました。でも、あなたなら大丈夫。私を信じてください」と、こころのなかでつぶやく。

ことばは不要だ。

「今日は、これまで伺った話の中で、あまり触れることのなかったご家族の話を聴かせていただけませんか？」。できるだけシンプルに、そうたずねる以前から、目線は彼女を捉えていた。視線には、話し手に対する信頼と、聴き手がそれを聴くことへの責任と覚悟が込められている。その際、二人が共有する時空間には、おそらく時間の逆行が始まっていたのかもしれない。A子さんは、私からの質問に、いつになく重い口調で語り始めた。

「はてはて、どこから話せばいいのやら……」天井を見上げ、まるで観念したかのように「ハァ〜」と大きく息を吐く。私は「あなたの思いつくままに」と一言だけ返した。覚悟してね、と言わんばかりにA子さんは苦笑いし、背筋を伸ばしながら椅子に深く座りなおす。

キーパーソンとパワー

「先に、別れたパートナーの家族の話からね」彼女が最初に語る家族は、現在は家族ではない「モト家族の話」のようだ。「いまとなっては、アカノ他人だから、あまり詳しくはいえないけれど。十数年間、まがりなりにも家族だったから、その頃の家族の話をすればいいのよね？」。

どうやら、話に登場するモト家族たちの、現在のプライバシーを守ってくださいね、と釘をさしたいらしい。私にはそう聞こえた。

「義理の両親は実家の両親とほぼ同年齢だったし、そういう意味では、実親とのギャップは感じなかったかもしれない。ただ、私はひとりっこ。義家族には、私たちが結婚した当時、すでに他家へ嫁いだ義姉には子どもがいて、義両親と一緒に独身の妹二人が住んでいたの。家業というか、義父は中堅会社の社長職で、モト夫はそこの専務。唯一の跡取り息子だったってわけ」。

一気に早い口調で話す。ここまで聴いただけでも、不妊が問題になりそうな予感がする。「唯一の跡取り息子」という表現に、日本文化に由来する家長制度や後継者問題など、次世代につなぐ責任とその圧力を感じるのは私だけではないだろう。

「カレは……」眉間にしわを寄せ、一瞬言葉がつまる。

「いちいち面倒だから、モト夫のことをカレと呼ぶわね！」。宣言するかのように前置きした後、「要は、私たちの結婚生活は、義父が経営する会社の一室に住み、そこでカレが働くことで成り立ってた。私は毎日事務所に出勤し、経理を担当してた。ま、経営管理というか、お金の流れを管理してたわけ。義父は苦労して一代で起業した人で、仕事が命のワーカホリック。義母は良妻賢母、は言い過ぎかもしれないけど、その家の女性たちは皆、夫を支えて生きていくタイプ、だったわね。女性は結婚し子を産んで家を守り、夫に尽くすのが女の幸せ。男性は、家庭を顧みず懸命に仕事だけに打ち込んでこそ、男の生き方、みたいな。まぁ、私たちの親世代によくあるタイプ。姉妹全員、もちろんカレも含めてみな高学歴でありながら、女性は家事と子育て、男性は仕事一筋、って、いまどき珍しいくらいの貴重な価値観だと思わない？」。

貴重と呼ぶのがふさわしいかどうかは別として、現代家族の男性・女性の性役割として考えると、かなり古典的な家族観があったともいえるかもしれない。特に、企業や人間が集中する都心部ではいまどき珍しい、という表現がふさわしいだろう。

さらに、二人の結婚生活が「義父の会社に後継者でもあるモト夫が働くことで成り立っていた」ということは、二人の生活資金は義父の手中にあったとも言い換えられる。大学を卒業した後社会経験を積むことなく家業を継いだ息子夫婦は、原家族と切っても切れない運命共同体の関係にあったのだ。

家族システム論でいうところの、家族キーワードの一つにパワーがある。「お金」という権力は、家族のパワーにかかわる恐れがある。つまり、お金というあからさまな力をもつ義父は家族全体を支配できるキーパーソンであったともいえる。そこにA子さんが家族の一員として暮らしていたのだと思うと、「時代が違う」のひとことでかたずけてはいけないように思う。それにしても、モト家族を語る際、A子さんがその都度私に同意を求めるのが気になる。

「でもね、義理の両親もその姉妹たちも、本当にまじめで、気持ちの優しい人たちだったのよ。お正月や何か行事があると、みんなで集まっては、賑やかにおしゃべりしながら家庭の味を楽しんでいた。妹たちも可愛くて！　ひとりっこの私にとって、初めての姉妹だったの。特に一番下の妹はまだ学生だったから、よく一緒に旅行に出かけたりしたわね～」。

目を細め、頬をほころばせながら語るその顔には、懐かしいふるさとの思い出を語るときのように穏やかだった。

「そうね……いま思えば、決して悪い人たちではなかったわ。むしろ、家族思いの仲の良い陽気なファミリーって感じだったかしら。結婚した当初はね」。ちら、と横目で私をみる。

「みんなよく集まるもんだから、話題が豊富な家族だった。義姉も義兄と一緒に、子どもを連れて頻繁に里帰りしてたしね。姪はまだ小さくて天使のようだった。小さい子がいると、とにかくにぎやかで楽しいでしょ？　私もカレも子どもが大好きで、その子を抱きながら〝早く子どもができないかな～〟って、笑いながらいつも言ってたの。そんな頃もあったのよ。でもね、結婚して二年ほど経つと、義母や義姉から〝A子さん、どこかおかしいんじゃないの？　一度病院に行ってきたら？〟とか、〝いい病院があるらしいから今度教えてあげる〟とか、いろいろアドバイスが入るようになってね。私も子どもは欲しかったから、あまり心配かけてもいけないと思い、言われるままにあちこちの病院で検査したり、受診したりしたの。でも、いくら検査してもどこも悪いところはないといわれるし、夫婦仲も良かったし。その頃は、子どもがいないことは、まだ、二人にとって、目の前の重要な問題ではなかったのよね」。時折遠くを見る目をしながら、話はただ淡々と続く。

「前に話したことがあると思うんだけど、ある晩彼が古くからの友人とお酒を飲んで帰ってきた晩のこと、おぼえてる？」。

第4章でA子さんが語ったモト夫が絡んできた夜の話だ。『いくらお金があって贅沢できても、子どももつくれないとは情けない。男なら、悔しかったら、子どもの一人ぐらいつくってみろ！』とお酒の席で友人に言われ、悔し涙を流しながら泥酔したエピソードのことだ。「その日から、二人の関係が少しずつ変わっていった」。確かに彼女はそう語っていた。記憶にあるそのエピソードを伝えると、彼女は納得したようにうなずいた。

心配という名の干渉

「いまから私が話すことは、私にとってはとても辛くて、言いにくいこと。そして、あなたにとっては、聴きづらくて、聴くことが嫌になるかもしれない話。それだけじゃないの。もしかすると、私のことが嫌いになるかもしれないほどの内容だと思って欲しい」。わかりました、とだけ答える。しかし、A子さんの緊張した表情は変わらない。いったい、私がA子さんを嫌いになる話とはなんだろう。からだに力が入る。「あの日から、家族みんなが変わった気がするの。もちろん私自身もね。あの後……」。二人の関係が変わっていった、確か、A子さんはそういったはずだ。でも、つい今しがた聞こえてきたのは、「家族みんなが変わった」ということば。変わったのは二人の関係だけではないのか？　思わず首を傾げた私に向かって、ふっ、と笑みを浮かべ、そして消える。それには、どうリアクションしていいか分からない。A子さんは、構わず話を続けた。

「少しずつ……一人ひとりは、少しずつなんだけどね、変わったのよ。その時は、何が何だかよくわからなかったんだけど、今なら分かるの。たとえば、義母は、親戚の誰誰ちゃんが妊娠したらしい、とか、A子さんは痩せすぎてるから妊娠しないんだ、とか、犬ばかり可愛がってるから子どもができないんだ、とかいろいろ言うようになってきた。義姉は義母とよく似た性格だったから、同じような感じだったかな。子授け寺や病院の情報なんかを集めては、何かのついでのように、私に連絡をいれてくれてたから」。

一瞬自分の耳を疑った。いま私の耳に入ってくる言葉は、二〇年以上も前の話のはず、それは間違いない。しかし、またもや、先日、私が、現在治療中の女性から聴いた話とほとんど同じ内容なのだ。地方在住のその女性は、一つ屋根の下で暮らす大家族の中で、義両親や義叔母から同様のことを毎日のように聴かされ、「疲れ果て、もう精神的に限界だ」と涙をこぼしていた。同居自体は嫌ではない、とも言っていたが、これでは、いくら不妊がテーマとなった会話を家族がしても、家族で不妊問題を話し合い、当事者夫婦に協力するというより、ただ単に、干渉しているにすぎないではないか。行き場のない怒りがこみ上げてくる。「ね？　嫌な話でしょ？」。嫌な話というより、むしろ、見えない圧力に押しつぶされていくような、知らないうちに空気が薄くなっていくような、息苦しさを覚える。

「自分で話していても、なんというか、モト家族の悪口を言ってるみたいで気分がよくないの。みんな悪気がないのは分かっていたし、よかれと思って言ってくれたんだと思うのよね……わかってはいたけど、嬉しくは思えなかったの、その時は。あ、ちょっと待って……」。口を一文字に結び、目を開けたままじっと考え込む。

「うん、いくら考えても、今でも嬉しくは感じないわ。だって、慰めでもなく、励ましでもない、なんていうか、何もかもが、早く妊娠しなさい、というメッセージにしか聞こえないんだもの。それとも、私の受け取り方が歪んでいるのかしら?」。

本当に、そうなのだろうか。A子さんの受け取り方が歪んでいたのだろうか。いま、私が聞いても、愛情ゆえの言葉には聞こえない。また、これまでの面接でも、数えきれないほどの当事者女性が同様の感覚を語っている。これは、つまり、当事者心理で聴くと、〝そうとしか聞こえないことば〟といえるのだろう。それに、たとえ、いかなることばがけでも、共に暮らす家族がみな時折そのことばをかけるならば、A子さんにとっての〝時折〟ではなくなるではないか。

お家騒動とおせっかい

このように、家族の中でさえ、不妊問題についての的外れな干渉は、たとえそれが些細なことであっても、当事者夫婦にとって、あまり歓迎されるものではない場合がある。特に、自然妊娠の末出産したため、〝子どもができないことを辛いと感じた経験〟のない親世代（当事者カップルの実親は不妊体験者でないと仮定して）にとっては、これまで自分自身が経験したことのない問題が勃発したことになる。しかも、自分の血を受け継いだ実子に起きた血縁の継承問題となると、まさに他人事ではないはずだ。そのうえ、実娘もしくは実息子夫婦が〝悩んでいる〟のを知ることで、さらに心配が膨らみ、何とか力になりたいと考えるのも親心からであろう。当然、そのように身内の不妊問題に、当事者夫婦を心配し、強い関心や問題意識を向ける身内が現れても不思議はない。家督の継承や世襲制度を抱えた血族関係の縁が深ければ深いほど、その傾向は強く表れる。また、この傾向は、都市部より、地方に暮らす家族の特色でもある。一例をあげると、ある地域に行くと、○○さんという名字の方が大勢住んでいる、といった地域のことをいう。現在も、本家・分家などの家督の継承が代々受け継がれる風習の残る地域には、その家に嫁いだ嫁と呼ばれる女性たちや、入り婿と呼ばれる男性たちに、血の継承を切望されることが多い。そこに起きた不妊問題は、当事者夫婦の問題としてではなく、家族の問題としてクローズアップされ、お家騒動に発展するケースも実在する。このような家族形態をもつ場合、家族からの干渉が、不妊に悩む当事者夫婦の問題に、火に油を注ぐような事態を招くことには気をつけなければならない。

さらに、当事者にとって、不妊問題は、家の中だけの問題とは限らない。最近は、働く女性も増加し、職場の人間関係にも「不妊にまつわる関係性の問題」が生じるケースが多い。女性が結婚すると、周囲の人たちから〝子どもはまだ？〟と聴かれることが慣習的にある。日常に、まるで挨拶がわりに常用されるので、子どもがいないことを問題にしていない人にとっては、わだかまりも、それを聴くことへの違和感さえもたないだろう。しかし、不妊を問題とし、さらに、不妊に悩み自分なりに努力している者にとっては、その挨拶は苦痛以外のなにものでもないのだ。たとえば、受験に失敗したばかりの学生に、〝まだ合格しないの？〟と聴く人はいないだろうし、ましてや、不妊は受験ほど、人生に於いての比重は軽くはない。あえてたとえるならば、命に別条はないレベルの腫瘍が見つかった患者が、治療のために摘出手術を選択するのではなく、リスクも覚悟の上で放射線治療が始まったとたん、〝もう病気は治った？〟と尋ねられるようなもの。もしくは、原因が特定できない体調不良を克服するべく、食生活や生活習慣に配慮しながら、その体質改善を目指して日々努力する人に、〝まだ治らないの？〟と無神経に声をかけるようなもの、といった方が近いかもしれない。いずれにしろ、健康な生活を目指し、治療もしくは体質改善の成功を願い、不安と期待のはざまを漂う患者に対して、そのような声をかける際に必要な配慮不足や、相手を傷つける場合があることに、注意を払う必要があろう。

誰が産んでも

「義母は同じ女性だから、まだ、ましだったかもしれない。同じ料理好きということもあって距離も近かったし、私としては、嫁姑の割に普段から仲が良かったと思ってる。やっぱり、同性だしね。でも、義父からのひとことは、かなりきつかったな……ある時、カレと三人で話す機会があってね、いつものように、子どもはまだか、って話になったのよ。カレは、私に気を遣い……あ、それまでも、ずっと真剣に不妊治療専門の病院に通院していたし、二人でできる努力は全部していたの。それに、〝ある事件〟が起きた後だったので、大変な状況の中にあった時だったし……その頃が私にとって、一番辛い時期だったかもしれない。毎日泣き暮らす、ってああいうことをいうのね、きっと。唯一、そんな私の状況を知っていたカレは、周囲に対してかなり敏感になっていたんだと思う。カレ自身もその件に関して、誰かになにか言われるのを嫌がってたから」。

〝ある事件〟？　とは、初めて聴く話だ。びくっと、ことばに反応した自分が分かる。しかし、A子さんはそんな私に気付かない風に、ややスピードをあげ話し続ける。

「その時も、義父から切り出した子どもの話に対して、カレが〝おやじ、もうその話はやめてくれ！〟って強い口調で言い返したの。すると義父は〝お前たちはそれでいいかもしれないが、私はそうはいかない。内孫がいないと、会社はどうなるんだ！　誰が産んだ子でもいいから、早く連れてこい！　お前の子なら、誰が産んでも孫は孫だ！〟って、怒鳴るように言った。男性同士の喧嘩なんて、それまでに経験したこともなかったし、その場にいた私は、もう、怖くてしかたがなかった！　からだが震えて、涙があふれて……義父が言った言葉の意味が一瞬分からなかったくらい、おびえてたと思う。でも、そのあと、ゆっくり、〝ああ、私じゃなくていいんだ、誰でもいいんだ、義父はカレの子どもが必要なんであって、その子を産めない私はいらないんだ〟って、いろんな思いが頭の中でぐるぐる回りはじめて、その場を飛び出してしまったの」。私は、何も反応することができなかった。

「いま思えば、あの時、あそこにいなきゃよかったと後悔してる。まぁ、そんな展開になるとは、誰も思いもよらなかったんだけどね」。固まった状態の私に、軽くウィンクしてみせた。私は瞬きして返す。

「似た者同士の親子だったのよね～義父とカレは。二人とも気が強くて、仕事いのちの職人気質っていうか。自分の人生は自分で切り開く、みたいな頼もしいタイプの人だったわね。不妊の問題さえなければ、いい関係でいられたかもしれなかったわね～それはないけど！」。声のトーンをあげ、私を気遣うように上目づかいで笑顔を向けた。「少し休みませんか？」。本当は、そう申し出た自分自身に休憩が必要だった。

エスカレート

少し長めの休憩を入れ、部屋に戻るとすでにA子さんが待っていた。「お待たせしました」、そう言い終わらないうちに話が始まる。

「さっきの、義父の話なんだけど。義父は、決して私に向かって怒ったわけじゃないことはわかってたのよ。その場に私がいなければ、きっと違う展開になっていたと思う。私もカレも、〝自分たち夫婦の子どもがほしい〟のであって、他の女性に子どもを産ませて自分たちの子どもにしよう、という発想はなかったの。その時はね」。えっ⁉　っと、思わず声に出てしまう。彼女は、私にかまわず話を続ける。

「でも、義父は違った。彼には孫が必要だったのね。つまり、私たちが不妊に悩んでいることは、義父にとっての問題ではなくて、〝孫ができないこと〟自体が問題だったのよね。そうなの、まったく別の問題だったのよ」。

彼女はまるで自分に言い聞かせるようにきっぱりと言い切ったし、まったく、その通りだと思った。夫婦にとっての不妊は、〝自分たちの子どもができない〟という、夫婦の問題であって、決して家督や血族の後継者問題を優先してはならないのだ。義父にとっての問題は、〝自分の血を継いだ孫ができない〟、言い換えれば、世襲制度が存続できないことにある。ゆえに、〝誰が産んでも（自分の）孫は孫〟という発想になる。しかし、それは、夫婦の問題とは異なる問題である。そのことを重要視する義父の問題だったのだ。

このエピソードは、不妊問題を家族で共有する際に頻繁に起きる出来事である。自分たちの子どもができない、と悩むのが不妊当事者カップルであり、孫ができないことは、親世代の問題である。したがって、親世代の問題解決を、次世代の不妊当事者カップルに求めると、A子さんが経験したような「家族関係の問題」が生じることには注意が必要となる。ここに、家族システム論でいうところの世代間境界の明確化が、家族の不妊問題にとって、いかに重要なのかが現れている。家族療法の実践に於いては、上の世代は下の世代に関わらないことが大切な場合もある。

境界破り

世代間

「家族の境界」というキー概念上、もともと、世代間境界が不明瞭な関係や、一方の世代からの境界破りが頻繁に起きやすい関係をパターンとして持つ家族関係があると、不妊問題はより複雑化する危険性がある。A子さんのモト家族の場合、義父が実息子に世襲制度の維持を求めることで、下の世代の不妊問題に干渉する事態が起きている。義父が実息子に対して、〝お前の子なら、誰が産んでもいい〟という発想は、まさにその象徴である。また、そのことで、A子さんが、「夫の子を産めない自分はいらない存在」と自分の存在自体を完全否定されたような感覚に陥ったとすれば、それは当然であろう。かつて、ある政治家が〝女性は産む機械〟と公言し、人権侵害や女性蔑視の問題発言を指摘され、一時的に公職を追われたことがあるが、それと同様の発言を、直接個人に向けられたのだから、たまったものではなかったであろう。

「血の継承へのこだわり＝信念（ビリーフ）」と言い換えることができるこの発想は、ときに、親世代以上の世代がもつ場合が多い。それは、その家に受け継がれた家族観であったり、「しきたり」ということばで正当化されることもある。このような、刷り込みにも似た、強化されたビリーフを容易に変えることは難しい。ゆえに、いったん不妊問題が家族の問題にかかわった場合には、当事者夫婦は、自分たちに起きた問題に上積みされる形で、親世代の問題である、次世代への継承問題を引き継ぐか否かの決断を迫られる状況に遭遇することを知っておきたい。不妊は、世代間境界をこともなげに破壊する脅威となり得ることもあるのだ。また、このようなビリーフが、当事者夫婦のどちらか一方にある場合は、さらに厄介である。夫婦が子どもをもつことそのものに、血の継承の動機付けが生じると、不妊問題の定義そのものが拡大し、はじめから夫婦の問題として解決する方向性から外れることも考えられる。その場合、血の継承を優先するばかりに、家族の核となる夫婦関係の存続が困難となり、相手をかえる（＝離婚）、もしくは第三者の介入を得て血の継承を維持するという、より家族関係が複雑化する可能性が生じることに注意しなければならない。はじめに、夫婦が子どもをもつことありきで、その結果が世代間継承につながるのである。

家族サブシステム

続いて、「家族内外の境界」という視点で本ケースを検証する。

まず、「血の継承＝夫婦の実子を得る」という視点で不妊問題の解決を求める当事者夫婦が、最初に訪れる割合が高いのは、生殖医療施設であろう。近年の傾向として、高度生殖医療技術が不妊問題の解決手段にかかわり、「治療すれば妊娠できるはず」と考え、まずは夫婦だけで解決しようと試みる傾向にあるからだ。その場合、医学的に不妊問題を捉えると、男性不妊の場合と、女性不妊の場合では問題の傾向と、その解決手段が異なる。一例をあげると、A子さんのモト夫が男性不妊であったならば、A子さん夫婦に起きた出来事はまた違った形で解決していたのかもしれない。義父は、〝誰が産んでも〟ということばを使えなかったであろうし、自分の息子が原因で不妊問題が起きていることへは、実親として違った形で介入したと考えられる。義父が、あくまでも、血の継承にこだわるのであれば、場合によっては、後継者問題が、姉妹に及ぶことも予想できる。

他に、「女性に限定された後継者」の問題が生じるケースもある。たとえば、有名美容室や老舗旅館の女将などを継承する場合や、後継者に男子がいない場合だ。このような女性に限定された後継者の問題が、実娘の女性因子に不妊原因がある場合と、娘婿の男性因子に原因がある場合は、おのずとその問題に対する家族の対応も、その解決手段も変わる可能性が大きい。当然、医学的な対応も違ってくるだろう。たとえば、〝実娘が子どもを産むこと〟を優先するのであれば、男性不妊が原因の場合には相手（夫）をかえる（＝離婚）、国内でも戦後早期に始まった精子提供を試みる、などの手段がある。また、女性不妊が原因の際には、卵子提供から代理出産といった第三者の関わる高度生殖医療技術も国外にある。いずれにしても、血の継承へのこだわりが不妊治療の動機にある場合の、最終的な不妊問題解決手段には、夫婦の二者関係だけでは解決できない問題も、解決できるのだということを知っておくべきであろう。当初、夫婦だけで解決する為に訪れたはずの生殖医療施設には、夫婦どちらか一方の不妊原因に、第三者の介入を得て解決するほどの高度な医療技術をもつ世界水準の医療者たちが待っている。元来、医療者は患者の同意なく治療することはないが、患者が望めばそれができる。もし、第三者の介入によって子どもの出産に至った場合、夫婦という二者関係の問題にはとどまらない「複雑な家族関係の問題」に発展することを理解したうえで、不妊治療を進めなければならない。

以上のように、不妊問題を夫婦の問題とせず、血族の継承問題に置き換えることで派生する家族間の紛争は、その血族全体の問題として波及する恐れがある。ゆえに、家族にとって、不妊問題の対応手段を知ることは、決して不妊当事者だけに必要な知識ではないことが分かる。結果として、精子や卵子の提供、または代理出産等の第三者の介入により誕生した子どもたちは、その複雑な家族関係の中で育つことを余儀なくされることを忘れてはならない。周囲の大人たちの都合で、子どもが「ある条件ありきで、この世に誕生することを求められた」とするならば、その子の未来に制限や縛りがかかることが懸念される。子どもにとって、健康でなければならない、成績が良くなくてはならない、などの条件付きの養育者の愛情は、その子の成長と発達に有効に作用するとは言い難い。以上、不妊問題が血族の継承問題となった結果、当事者夫婦を中心に家族間で相応の準備なく子どもが誕生した場合、その血族の継承問題は、さらに複雑化し、次世代へと受け継がれていくことには留意しなければならない。

家族の内と外

次に、「後継者問題の視点」で不妊を捉えると、不妊問題の新たな側面が垣間見える。A子さんの場合、継承するものとしては、義父が起業した会社のことをいうのであるから、社会的な問題としての側面があることは明確である。つまり、このケースの場合、「会社の後継者として孫が必要」とする義父の主張は、あくまでも、血族による企業資産の承継をいう、と解釈できる。本来、企業とは社会の一部であり、特に株式公開されたものほど、株価等でその社会的価値が問われることとなる。聞くところによると、義父が社主を務めるその企業は、株式公開はされたものの、その株主はすべて血族で占められていたという。これは、一般に、国内の中小企業に多くみられる傾向で、会社を個人の所有物としてみる危険性を秘めている。最近では、血族による企業支配が続いた結果、経営破たんに追い込まれた大企業などの報道もあるようだ。

また、不妊問題に限らず、社会的資産を相続する際の相続権をめぐっては、家族内紛争が起きる事例も多いとされる。そこに、家族の外に相続権をもつ子孫がある場合には、より問題が複雑化する可能性がある。一般に、家族内トラブルは感情的で、家族以外の支援者の介入が困難なケースもあり、思わぬ重大な事件に発展するケースも少なくない。このように、不妊に限らず、後継者問題や世襲制などの社会的解決が必要な問題と、家族内で解決すべき問題、さらには、先に当事者夫婦で解決すべき問題などの、「必要な境界」を意識した問題解決を心がけなければならない。

このように、これまでのA子さんの話を、「構造的家族システム論上の家族の問題」として分析すると、「境界・パワー・サブシステム」という、家族のキー概念に関わる重要な問題解決のヒントが浮かびあがった。

覚　悟

「さっき、言おうかどうしようか迷ったことがあったんだけど……」。

瞬間的に、思わず身構える。これまでに、確認したいことを我慢して聞き続けていたからだ。今日のA子さんの話には、数えきれないほどの〝気になるメッセージ〟が盛り込まれていた。

「今日は、これまで伺った話の中で、あまり触れることのなかったご家族の話を聴かせていただけませんか？」。

冒頭、そう口火を切ったのは私だ。しかし、今日のA子さんは、これまでに私が知る彼女とは、何かが違って見えた。その語りの背後には、まるで、「自分が話す以上のことをたずねないでほしい」といった、無言の裏メッセージを感じてしまう。まるで、A子さんが私に対して防衛線を張っているようでもある。「彼女は恐れている」この言葉が脳裏に浮かぶ。彼女は、「なに」を恐れているのだろうか？

おそらく、私ではなかった。彼女は、「それを語ること」を恐れているのだ。一瞬のうちに、かけめぐる思いは、A子さんの「恐れ」に共感した自分に次の指令を出す。気づかぬうちに力の入った自身の体の力を抜き、緊張した面持ち（だったと思う）の頬を緩めた。からだの力を抜くことに注意が向くと、唇を真一文字に結んでしまっていたことに気付く。あわてて大きく息を吸い、その後ゆっくり、時間をかけて、すぅ〜っと長い息を吐く。この一連の動作を、次の言葉が聞こえる前に、瞬時に済ませた。

第10章　伏　線

序　章

私の準備を見届けたかのように、再びA子さんは語りはじめる。

「ほんとはね、義理の父があんな風に言ったのには、それなりの理由があったと思うの」。また、ひとこと口を挟みたい衝動にかられた。が、何とかこらえる。

「あの出来事の以前に、私は、ホントウに子どもができないカラダになってしまっていたの」。うっ？　こみ上げた疑問が、まるでうめき声のようにきこえたのか、「うふふふ」と彼女は小さく笑ってそれをかわし、「そんなに驚かないで」と言わんばかりに穏やかな視線を向けた。

「私が不妊治療に通院していた頃の話は、以前したことがあったでしょう？　そう、通算で五年ほど通院したかな……正確には覚えていないけれど。その間は、ほんとにいろいろあったわよ。夫婦喧嘩とか、体調不良とか」。

これは、いまも変わらぬ不妊治療中の当事者女性の悩みとなっている。時代は変わり、あらゆるものが進化を遂げる現代においても、ひとの本質的な部分はそう大きくは変わらないのだろう。

「でもね、その中で、私にとって……というか、私たちにとって、と言った方がいいかもしれないけれど、大きな出来事が二つあったの。一つは、前にも少し話したことがあると思うけれど、卵管形成の手術をしたこと」。この手術のことは、最初のころ聴いた覚えがある。

「いまでも私のお腹の真ん中には、縦に、そうねぇ……二〇センチほどの傷が残ってる。まぁ、これは、いわば、名誉の負傷ってところかな～ふふっ！」。

そう、軽くいってのけるA子さんにつられ、私も愛想笑いを返す。本心は、愉快ではなかった。

「もう一つは……」

そう言いながら、A子さんは目を閉じた。次のことばを待つあいだ、私は、彼女の心臓の鼓動がドクドクひびくほどの静寂を体感していた。

「もう一つはね、私が不妊治療をやめざるを得なくなった事件なの」。

ときに、起きた出来事が重大な問題に発展したとき、人はそれを事件と呼ぶことがある。私はそのあとに続くことばを待っていた。

前兆

「あの五年間をひとことで言うと、〝走りぬけた〟って表現がぴったりかもしれない。仕事をして、家事をこなし、長男の嫁としての役割もあった。義理でも姉妹が一度に三人できたわけだし、両親のほかに、義理の両親とその親戚づきあいも大変だった。私はひとりっこで、競争もなく、のびのびと能天気に育ったもんだから、余計にそう感じたのかもしれないわね。でもね、その中でも、不妊治療以上に大変なことはなかった。たぶん、家族の誰にもわからなかったと思う。もちろん、体調の変化は、カレが気遣ってくれたけど、仕事の性質上、自宅で二人でゆっくりできる時間もあまりなかったし、治療後の安静時間も十分に取れなかった。あ、それも原因の一つなのかな？　まぁ、いいか。治療の後、具合が悪くなったことが何度かあって……このことはすでに話したかしら？　それで、何度か救急車で運ばれたこともあったのよね～」。確かに聴いた話だった。

「そんなこんなで、治療を始めて四年を過ぎた頃だったかな。予定していた人工授精を無事終え、指示通りの薬を飲んで自宅で休んだ翌日、からだに異常を感じたの。下腹部がひどく痛み、徐々に腫れてきて、高熱が出る。この状況になると、いつも救急車を呼んでいたわね。私でも、多少は学習してるというか……でも、そうなることはわかっていても、治療は続けていたのよね……主治医は常に『ダイジョウブデス』と言っていたし、自分ではやめることができなかったのかもしれない。きっと、あの頃は、身体のことは、自分自身よりも、主治医のほうがよくわかってるとでも思っていたのかもしれないわね」。

すらすらと話す彼女を、その時は、まるで不思議なものをみるかのように、眺めていたと思う。確かに、治療中に起こる異常としては、ＯＨＳＳ（卵巣過剰刺激症候群）が現在も報告されている。ＯＨＳＳとは、排卵誘発剤による副作用で、症状としては、卵巣が腫れあがり、腹水や、ときに胸水などの合併症がおこることがある。この排卵誘発剤は、排卵日に合わせて人工授精を行う際や、体外受精に必要な採卵のために使用することが多く、生殖医療施設で日常的に行われている医療行為の一つである。ひとによって、ときにこのような副作用が起きる危険性があるという。

いま、Ａ子さんから聞いたその時の症状は、まさにＯＨＳＳと同じだ。驚いたことに、彼女は当時、それを何度も経験したというではないか。彼女は、自身の身体が発信する危険信号に、気づかなかったのだろうか。それとも、それをすれば、自分の体に異常が起きることが分かっていても、治療を続けるほどの思いがあったのだろうか。いずれにしろ、身体が発信する危険信号を無視するとは、あまりにも無謀な行為である。「あの頃は、身体のことは、自分自身よりも、主治医のほうがよくわかってるとでも思っていたのかもしれない」。

先ほど、Ａ子さんがそう語った理由が、いま、理解できた気がした。

事件

「その時通院していた不妊専門のYクリニックは外来のみだった。さっき話した手術の時もそうだったんだけど、ほかにも入院する必要がある場合は、すべてYクリニックが提携しているO病院へ行くシステムになっていた。O病院は、行ってみてわかったんだけど、入院施設がある高齢者専門の個人病院でね。その最上階にYクリニック専門フロアがあった。そのフロアだけがきれいに改装してあって、若い女性ばかり、つまり、私のような不妊治療中の女性が入院していたの。あの日も、主治医に連絡を入れて、いつもの入院先へタクシーを飛ばしたと思う。起き上がれないほどの状態で、簡単な入院支度をしてね」。

なぜ、救急車を呼ばなかったのかを尋ねる。

「ああ、その頃は、もう救急車を呼ぶことはなかったわね。もちろん、最初はちがったのよ。治療を始めてから、初めて具合が悪くなり入院した時は、もう、皆で大騒ぎして、救急車を呼んだことがある。そうしたらね、自宅近くの救急病院へ運ばれて。夜中だったので、当直医の若い先生がみてくれたことがあった。確か、耳鼻科の先生だったと思う」。

現在でも、救急医療現場では、医師の不足や過酷な労働条件等も理由の一つに、救急体制の不備による事故や事件が絶えない現状がある。特に、産科領域や高齢者救急では、その傾向が強いといわれるが、これもまた、いまも昔も変わらないことの一つなのだろうか。

「高熱のうえ、血液検査の結果、白血球が二万以上と異常に高く、からだのどこかに炎症を起こしているらしく、下腹部も腫れていた。なので、確か、その時の診断では、急性の腸炎とか何とか言っていたんじゃないかな……その時は、その治療しかしてもらえなかったの。とにかく、不妊治療のことを何も知らない先生でね。耳鼻科の先生だから、しょうがないといえば、それまでなんだけど……『ここ数日、排卵誘発剤飲んでます。今日、人工授精しました』と言っても、それは関係ないでしょう、って取り合ってくれなかったの。結局、輸液と抗生剤、そして多分消炎鎮痛剤も入っていたと思うんだけど、点滴をしながら、そのまま一晩入院して、翌日不妊治療クリニックへ連絡を入れ、提携病院に転院した。その時、不妊治療の主治医から言われたのは、『妊娠の可能性があるときは、解熱剤や抗生物質は使えない』ということ。流産したり、胎児に悪い影響が出るらしいのよね。だから、それ以来、からだに異常が出たら、即、不妊クリニックへ連絡をいれて、提携病院までタクシーで駆けつけることにした。いつ妊娠しているのか分からないから、他の病院へは行けなかったの。以前、一度だけ妊娠反応が出た後に、早期の時点で自然流産の経験があったもんだから、余計に神経質になっていたのかもしれないわね」。

ここまでに、気づいたことがあった。彼女の話は、すでに妊娠中の女性、つまり、妊婦の語りと似通っていた。いつ妊娠しているか分からない状態で生活することは、常に、おなかの中に子どもが宿っていることを気にかけながら生活するのと同じ状態なのだ。そう考えると、不妊治療は女性の周期毎に妊娠するチャンスがあるので、その都度何らかの方法で不妊治療を受けるとすると、一カ月の内、「排卵〜受精〜着床」を経て妊娠に至る可能性は、排卵から次の月経周期まで二週間ほど続くことになる。つまり、毎月の半分を、妊婦として過ごし、月経が来れば妊娠が成立していなかったことが判明し気持ちが沈む、ということを治療のたびに繰り返すことになるのだ。

これが、不妊心理でいうところの、感情の起伏が激しい＝気持ちのコントロールが難しい心理状態を形成する一因となる所以である。妊娠しているかもしれないと思い、一カ月の内半分を妊婦状態で生活し、月経が来ると妊娠していなかった＝不妊治療が失敗に終わった結果に落胆し、気を取りなおす間もなく、翌月の排卵に向けて、その準備のため通院を繰り返し、注射や服薬等で残りの二週間を過ごす。そして、翌月、予定の排卵日を迎えると、何らかの不妊治療を受けた後妊娠しているかもしれない生活を再び二週間過ごす。少なくとも、不妊治療中は、この生活パターンを繰り返すことになるのだ。この点もまた、現在通院中の当事者女性が語る辛さと、ほぼ同じ内容の話だった。

確かに、妊娠中の女性への投薬には医療者も注意を払う。母体が服薬することで、胎児への影響が懸念されるからだ。妊娠中の女性への配慮は医療者に限られたものではなく、たとえば、電車の中には、高齢者や妊娠中の女性への優先席が用意されるなど社会的にも日常的な配慮となっている。もちろん、妊婦自身も細心の注意を払う生活を心がけているだろう。不妊治療中の女性は、そのような妊婦生活に近い状態で、月の内半分を、過ごすのだ。当然のことながら、妊娠中の女性に対する社会的配慮の類が与えられることは、不妊治療中の女性には皆無である。

「入院は、いつも二週間ほどだった。あの日具合が悪くなった時も、O病院に入院し、時折検査をしながら点滴や投薬の処置を受けて熱も下がり、徐々に快復していった。いつもと同じようにね。特に、手術するわけでもないし、ただ身体が元の状態になるのを待つだけ。退院の日が決まったら、またいつものように、すぐにYクリニックの予約も取らなきゃ……って思いながら、退院前の外泊許可をもらい、夕方自宅に一旦帰宅したのは、確か土曜日の夜のことだった。軽く夕食を食べて、『なんだか体調が良くない。外泊が早すぎたのかもしれない』と、大事をとって早々に休んだの。そしたらね、身体があつくて眠れない。おまけに、両方の手のひらがやけに痒かった。気分が悪くて、電気をつけると両方の手のひらが真っ赤になって、腫れて痒いの。どういえば、うまく伝わるのか分からないけれど、熱湯に両手を入れて、熱くてたまらないのに、それ以上に痛くて痒い、っていうのかしら……そのうち、からだの関節が痛みだして、さらに、痒みと痛みが広がった。腕や唇、目もチカチカしてくるし……カレも、これはおかしい、といって即O病院に状況を報告するために電話を入れると、対応した看護師さんから『明日の朝一番で病院に返ってくるように』と指示が出たらしい。私は、もう、何が何だか分からないけど、身体が辛くてだるくて、起き上がれなかった。これまでに経験したことのない変化が、自分に起きていることだけは分かっていた。その晩は、カレも徐々に悪化する私の身体を気にしながら時間が過ぎるのを待ち、夜が明けるや否や、病院に返ったのよ」。

普段、話し手の話を聴くことを専門とする私だが、この時はまだ、A子さんの話す主訴がつかめずにいた。体調が悪くなり、何かこれまでに経験したことのない変化が起きていたという。しかし、その内容は、通常不妊治療中の女性の語りにある、具合の悪さや、体調不良といったケースとは違うようだ。

「何があったのですか?」。

ことばにして聴いてみた。

聴き手の課題

「スティーブンス・ジョンソン症候群って、聞いたことある?」。

質問した私に、A子さんはそう尋ねた。聴いたことがない病名だ。確か、症候群というからには、症状の範囲が広い病名なのだろうということは、予想できる。医学領域の面接では、自分の専門外の病名や症状が話題にのぼることが頻繁にあり、医療現場の心理士としては、その都度医師に確認をとり、専門書で調べる作業が必要になることがある。診療分野の専門が違えば、たとえ現役の医師でも知らない病名が山ほどあるという。しかし、いま彼女から聞いた、スティーブンス・ジョンソン症候群という病名は、生殖医療や産婦人科領域でも、あるいは、精神科領域でも聞いたことのない疾患名であった。

心理士として精神科クリニックに長年所属している関係で、その領域の専門性が、不妊治療中の患者へのカウンセリングにおおいに役にたつことがある。大半の不妊治療中の患者は、自分自身で「精神的なサポートが必要」と自覚しない場合が多いため、自ら進んでカウンセリングを希望する方もそう多くはない。しかし、実際には、治療の不成功＝治療の失敗や、流産などの際、気持ちが沈み、日常的な作業でさえ手に付かない状態にまで陥る方も多く、その自覚のなさゆえに、医療者からリファーされて面接予約が入るケースもある。妊娠を目標に通院しているため、精神的な側面に対するケアの必要性に認識が薄いのかもしれないし、同時に、心理カウンセリングに対する抵抗もあるのだろう。不妊治療現場では、性に関する悩みや問題が生じるケースが多く、「性（＝セックス）を語る」慣習をもたない日本文化の中では、言語化しづらい側面があるかもしれない。

なかでも、流産のように、女性のからだに宿った命を失うという体験は、まぎれもない喪失体験であり、わが子を失った母親が、精神的・肉体的に大きな傷あとを残すことは数々の先行研究からも明確で、当事者にもその自覚がある。対して、流産体験とは異なり、不妊治療の不成功とは、「身体が妊娠しなかった」ことを表す。しかし、不妊治療中の女性たちは、その結果を知るまで、『妊娠しているかもしれない』といった心理状態で、妊婦らしい生活状況を維持している。そのため、精神的には、治療が不成功に終わるということ自体が、流産体験とよく似た、疑似流産体験であり、流産ほどではなくても、それに近い喪失体験を味わっているといえる。その精神状態を毎月繰り返すことが、治療中の精神的な負荷を強化することにつながるとすれば、ここに精神的なサポートの必要性が大切になるのであって、治療中にかかる精神的負荷の軽減につながるに違いない。このことを知る医療者や心理士たちは、通院患者に対する心理サポート体制を準備し、サポートを受ける必要性を患者に訴えるものの、その当事者である患者がそれを自覚すること自体が困難であり、そのことが重要課題となっている。

手渡された足跡

それにしても、いましがたA子さんから聞いた疾患名は、通常の医療業務の中で医療者が交わす疾患名や症状には無いことは明らかである。一般に、○○シンドロームという名称で呼ぶ疾患は、複合的な病態や、病気の原因が特定できずその対応が困難な場合が多い、という自分なりの認識をもつ。要は、病に苦しむその人に起きた、一連のよくない出来事、と言えるのかもしれない。いずれにせよ、疾患名に限らず、知らない固有名詞はすべて、必ずその都度質問するか、そのチャンスを逃した場合は、次回までにできる限りの情報収集に努めなければならない。聞かなかったことにはできないのだ。

聴き手が、本当は知らないことを、さも、わかっているかのように聴き続けたり、確認することをせずに聴き流したりすると、いつかどこかで、そのことが聴き手と話し手の信頼関係によくない影響を及ぼすことがある。特に、今回のように、話し手が『あなたは知っていますか？』といった質問形式や、『〜ですよね？』と聴き手に確認を求める場合などには注意を払わなければならない。少なくとも、私はそういうスタンスで、面接を進めている。その場で容易に確認できることは、直接それを言った本人にたずねる。それは決して恥ずかしいことでもなく、失礼にもあたらない。基本的に、聴き手の持つ情報は、聴き手の専門性を証明するものであって、当然、聴き手はその領域の専門知識がある者という前提で、話し手は語るのだ。専門性とは、たとえば、精神科領域の心理士ならば、精神疾患の知識とその対応を知り、生殖医療心理士ならば不妊治療の医学的知識と不妊心理を理解している、などをいう。それらを踏まえたうえで、知らないことは、その都度確認すればよいし、確認が不可能であるならば、知ろうと努力すればいい。情報社会といわれる現代では、知識や情報を集めることはそう困難なことではないはずだ。もっとも大切なことは、話し手に対して、常に誠実であろうと努めることだと思う。聴き手の知らない名称を理解することや、まったく専門外の知識がその話題に必要だと判断した際には、その必要に応じ対処することも大切である。話し手が話したいことを聴くために、話し手の使用する用語の語彙を知ることは、聴き手の役割である。話し手にとって病は自分の一部であり、その病を抱えている・いたという前提で、話し手は語るのだ。この場合、聴き手がA子さんから聞いた疾患名の基本情報を知ることは、彼女を知ることと同様の意味がある。疾患の説明をA子さんに求めるわけにはいかない。それは、聴き手の宿題だ。彼女には、その「病の経験」を語ってもらわねばならない。

スティーブンス・ジョンソン症候群とはなにものか。「何があったのですか」と問うた私への返答に、A子さんはその疾患名を返した。まずは、それを知ることが先決だ。それを知らなければ、この疾患がなにものかを理解しなければ、この先、彼女の語りを聞き続けることができない、そう確信した。

その思いをA子さんに伝えると、

「そうね、そのとおりかもしれない。そこから、私の新しい人生が始まったのだから、それだけは、あなたにも知っていてもらいたい」。

安堵の表情を浮かべ、足元に置いてあった大きなバックを「よいしょ！」と呟きながら、一旦目の前のテーブルにのせ、両手で押しやるようにそれを私に差し出す。自分の病の体験の断片を語ることが、よほど疲れたのだろう。安堵の中に疲れた様子がうかがえる。「ん？　これはなんですか？」確認のためたずねると、

「これをあなたに見てもらおうと思って……」。

まるで、好意を寄せる人にはじめての贈り物をする、恥じらう少女のようなしぐさで、そう答えた。「それでは、次にお会いする時までに目を通しておきます」そう約束し、別れ際に、「お疲れになったでしょう？　今後は話のペース配分に気をつけましょうね」と自戒を込めて言いつつ帰路についた。彼女から預かった大きなバックは、ことのほか重かった。

第Ⅲ部　不妊シンドローム

第11章　リスク

持ち帰ったバックを開け、その書類の多さに目を見張る。机に積み上げた書類の中身は、黒紐で閉じられた約五年に及ぶ裁判記録だ。内容は、A子さん自筆の供述調書、数人の医師の証言記録、対話を録音したテープとそれを文字起こしした逐語録など、いずれも、私が過去に見たこともない重要な裁判記録と調書の数々だった。現在、私の手にゆだねられたそれらの書類は、持ち帰る道すがら感じたバックの重さよりも、机上にあるそれらのほうが、さらに重く重量感のあるものに思える。「たいへんなものを抱えてしまった」、思わずそうつぶやく。しかし、思いとは裏腹に、その書類をジャンル別に分ける手作業はすでに始まっていた。事の重大さに怖気づく意識に先行する形かたちで、行動化が起きているのだった。

A子さんから委ねられた書類に、ひと通り目を通す作業は終えたものの、最初に何処から手をつけていいものか、皆目見当がつかない。過去に経験のないこととはいえ、何かを始めなければ終わらないことは分かっていた。途方もない思いを胸に、一旦書類から目を離し、静かにいま、自分が最初になすべきことを考える。すると、A子さんから手渡された宿題があったことに気づく。そうだ、まず、

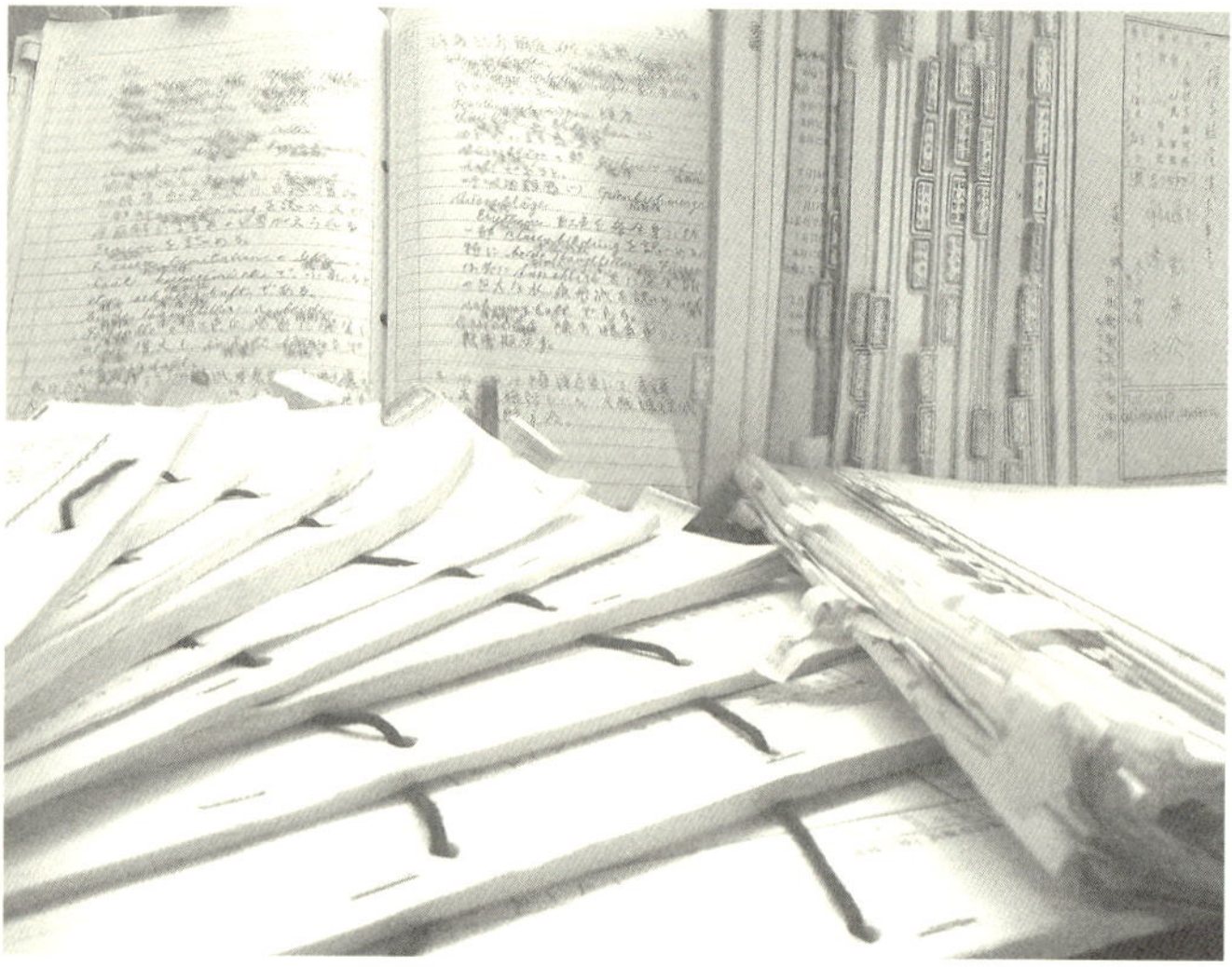

膨大な裁判資料

スティーブンス・ジョンソン症候群とは何者かを知らなければ、事は始まらないのだ。専門書を集め、インターネットで検索すると、意外にも膨大な量の関連情報を得ることができた。

スティーブンス・ジョンソン症候群

「スティーブンス・ジョンソン症候群とは、高熱（三八度以上）を伴って、発疹・発赤、やけどのような水ぶくれなどの激しい症状が、比較的短期間に全身の皮膚、口、目の粘膜にあらわれる病態です。その多くは医薬品が原因と考えられていますが、一部のウィルスやマイコプラズマ感染に伴い発症することも考えられます。

スティーブンス・ジョンソン症候群の発生頻度は、人口一〇〇万人あたり年間一～六人と報告されており、原因と考えられる医薬品は、主に抗生物質、解熱消炎鎮痛剤、抗てんかん薬など広範囲にわたります。発症メカニズムについては、医薬品などにより生じた免疫・アレルギー反応によるものだと考えられていますが、様々な説が唱えられており、いまだ統一された見解は得られていません。

早期発見と早期対応のポイントは、「高熱（三八度以上）」、「目の充血」、「めやに（眼分泌物）」、「まぶたの腫れ」、「目が開けづらい」、「くちびるや陰部のただれ」、「排尿・排便時の痛み」、「のどの痛み」、「皮膚の広い範囲が赤くなる」がみられ、その症状が持続したり、急激に悪くなったりするような場合で、医薬品を服用している場合には、放置せずに、ただちに医師・薬剤師に連絡してください」。

（一九九六年一一月厚生労働省「重篤副作用疾患別対応マニュアル　スティーブンス・ジョンソン症候群（皮膚粘膜眼症候群）」より抜粋）

二〇〇〇年一一月一七日朝日新聞夕刊

皮膚粘膜眼症候群とも呼ばれる、スティーブンス・ジョンソン症候群（ＳＪＳ）は、一九二二年にアメリカの小児科医が報告した劇症型の疾患。発症から数日で全身の皮膚や粘膜がただれてむけてしまい、症状が進めば命を落とすこともある。命を取りとめても、失明するケースが多い。日本では一九九三年、抗生物質「コスモシン」の投与による被害が明らかになり、コスモシンが製造中止になったほか、市販の目薬やかぜ薬も含めた千種類を超える薬の副作用で発症例がある。

二〇〇〇年一二月一日日本経済新聞朝刊

「薬で皮膚障害、死亡八一件——皮膚障害の発症まれ、初期症状で早期治療を」

ＳＪＳや、より重症のＴＥＮは人口一〇〇万人あたりの発生率がそれぞれ年間一～六人、〇・四～一・二人と極めて低い。しかし個人や医薬品を問わず起こり得る可能性があり、厚生省は「初期症状が出たら治療は皮膚科の入院施設のある病院で早期に行うことが望ましい」としている。

同省によると、ＳＪＳの初期症状は発熱、発しんなど。それが急速に全身に広がってやけどのような水膨れなどになり、重症化すると呼吸器障害や臓器障害の合併症を起こす。死亡率はＳＪＳが六・三％、ＴＥＮが二〇～三〇％との報告がある。

このように、A子さんからの宿題の回答を私なりにまとめてみた。様々な情報を模索するなかから、ＳＪ症候群とは、薬剤やその他医学的処置の後に起きる、副作用をいうのだと理解する。しかも、相当の重症例らしい。文献によっては、劇症型の副作用であり、死亡に至らずとも重篤な後遺症を伴うという記述もある。文献を読み、実際にインターネットで情報検索している間も、私自身が気持ちのみならず、その重篤さに沈み込む身体感覚を覚える。特に、ＳＪ症候群を発症した患者の実物写真には、思わず眼をそむけたくなるほどだ。時折休憩をはさみながら、少しずつ文献を読破し、自分なりにＳＪ症候群への理解を深める作業は続く。このプロセスが、A子さんの経験へ一歩近づくために必要な経験なのだと、心中で念じながらの作業だった。

記された軌跡

ＳＪ症候群を自分なりに理解できたと確信したころ、次の作業に取り掛かる。机上には、まだ手つかずの膨大な書類の山がそびえたつ。その時、数冊の医学書に交じって、多少毛色の違う書籍が目にとまった。何処から手をつけていいものか戸惑いながら進む作業の中で、〝目にとまるもの〟があることはありがたい。早速、一読する。

著書は、山口研一郎医師の執筆で、いまから一六年ほど前に出版された書物だった。ところどころに古びた付箋が付いている、そのページを特に意識しながら読み込む。途中、文中に登場するＦさんが、どうやら、現在私がインタビューするＡ子さんらしいことに気付く。本の最終ページに、Ａ子さんが山口医師に送った「自筆の手紙」のコピーが挟み込んであったからだ。何の説明もないまま手渡されたバッグには、Ａ子さんがかつて体験した、その時代の記録が詰まっていた。ここに、その軌跡の一部を紹介する。

「（前略）体外受精の経過中薬害を受けたＦさん（三七歳、結婚歴一二年）の例を紹介しよう。ここには人工授精という医師の手の内に置かれた一人の女性の立場が、象徴的に表されている。Ｆさんは結婚五年目の一九八八年より不妊治療を受けた。卵管閉塞に対する開腹手術、卵管通水などを行うが妊娠せず、一九九一年には人工授精を開始した。六カ月後に五回目の人工授精を受けたが、その当日発熱・腹痛が生じ、入院。

抗生物質（商品名コスモシン）やその他の薬剤を投与され、約一週間後スティーブンス・ジョンソン（S・J）症候群（別名：皮膚粘膜眼症候群　口腔、眼、陰部などの皮膚粘膜に急性の炎症を生じ、全身に発疹、水疱、膿胞などを起こす。抗生物質や鎮痛解熱剤の投与により発生することがある。重症化すると、眼粘膜が侵され、瞼、結膜、角膜のびらんを起こし、失明することもあり、また全身衰弱で死亡することもある）を発症した。一時は生命も危ぶまれる状態であったが、数日後他院の皮膚科へ転院し、約二カ月余り入院・治療し、退院。現在も後遺症に悩まされている。

体力を幾分回復したFさんは、一九九一年末、ある地方の医師会へ、自らが抗生物質による中毒症を生じ、その後の診断・治療のまずさから危険な状態に遭遇せざるをえなかった経過について、事実調査を依頼した。しかし医師会から示された調停は満足のいくものではなく、証拠保全、裁判と進む中、そこに出てきたものは、「改ざんされたカルテ」「肝心な日時が二週間も抜けている看護日誌」「症状がかなり軽くなった段階の状態を鑑定した〝鑑定書〟」など、被告病院側にのみ有利な状況証拠であった。

ここには二つの大きな問題が横たわっている。一つは、「人工授精」という一〇〇パーセント医師側に身を預けた医療の中で生じた事故ということである。Fさんは、「治療を受けた四年間、赤ちゃんが欲しい一心で医療機関の門をくぐりましたが、待合室で待つたびに、いまにも逃げだしたい気持ちでいっぱいでした。他の女の方たちの表情をみても、笑顔や隣の人と話す様子は全く見られず、全員黙ってうつむいており、私と同じ気持だったと思います」と話された。いわば彼女らは、医師に何を言われても、どんな注文をつけられても、素直に「はい、はい」と言わざるをえない存在だったのだ。

私たちが開催した会においても、「長い間、不妊治療を受ける中で、この薬はどんな副作用があるんだろう、この手術はどんな危険性があるんだろうと、不安に思わなかったことは一度もない。だけどそれを先生にきくと、『私は好きでこんな治療をしているわけではない。いつやめてもいいんですよ』『治療を選ぶか、赤ちゃんをあきらめるか、どちらかですよ』と言われ、仕方なく受けてきた」という女性の声があいついだ。医師が患者（女性）に対して、絶対的優位を占める医療現場の代表が「不妊治療」といえるだろう。

二つ目は、ここでも医師側の医療過誤（事故）に対する反省のなさが露呈してしまっているということだ。裁判における最大の争点は、病院で使用されたコスモシンやその他の薬剤とＳ・Ｊ症候群との因果関係である。すでにＦさんに対してつかわれた二年前に、コスモシンが同症候群を引き起こす可能性が高いことが判明しており、同薬品の〝効能書〟にも、〝副作用〟として、「まれに皮膚粘膜眼症候群（Ｓ・Ｊ症候群）、中毒性表皮壊死症（ライアル症候群ＴＥＮ）等が現れることがあるので、観察を十分に行い、異常が認められた場合には中止し、適切な処置を行う」と述べられている。

コスモシン®「使用上の注意」改訂事項

【該当製品】

指 要指 **コスモシン®静注用0.25g**
指 要指 **コスモシン®静注用0.5g**
指 要指 **コスモシン®静注用1g**
COSMOSIN® INTRAVENOUS
日抗基　注射用セフゾナムナトリウム

【改訂後の使用上の注意】（下線部分は追加箇所）

(1) **一般的注意**

1）ショックがあらわれるおそれがあるので、十分な問診を行うこと。なお、事前に皮膚反応を実施することが望ましい。

2）ショック発現時に救急処置のとれる準備をしておくこと。また、投与後患者を安静の状態に保たせ、十分な観察を行うこと。

3）重篤な皮膚障害〔皮膚粘膜眼症候群（Stevens-Johnson症候群）、中毒性表皮壊死症（Lyell症候群）〕があらわれることがあるので、投与中は観察を十分に行い、発熱、紅斑、瘙痒感、眼充血、口内炎等があらわれた場合には、ただちに本剤の投与を中止し適切な処置を行うこと。なお、投与中止後に症状があらわれることがあるので投与後も十分注意すること。

他の項は現行どおり

以　上

コスモシン効能書

それにもかかわらず病院では、同抗生物質の投与中止後一週間余り後に発症した病態を、S・J症候群とは気づかず治療がなされなかった。そのことの持つ医師側の「注意義務違反」は明らかであり、明らかな過失とはいわないまでも、Fさん側に誠意をもって謝罪し、後遺症に対する補償を約束することが必要であろう。しかし事態はまったく逆の方へ進展している。Fさんは私への手紙に、「私は金銭や被告医師に対する恨みなどで裁判をしているのでは決してありません。むしろ長年お世話になった医師ということもあり、かえって心苦しくさえ思う次第です。（中略）私は、これから生きていく自分自身のためにも、この裁判を納得のできる結果で終わらせたいと思っております。勝敗にこだわるのではなく、こころに平和を取り戻したいのです。身体に残る後遺症は一生消えないかもしれません。しかし、こころにだけは後遺症を残したくないのです。これからは家族や友人たちと共に、前だけを見つめて笑顔で生きてゆきたい……そのための裁判なのだと思っております」と書いてこられた。

最近、〝医療過誤原告の会〟の方々とも知り合う中で、コスモシンの被害が国内いたるところで生じており、死亡や失明のケースが続出していることを知ったFさんは、「私の裁判はどのような結果になるかわかりません。私が裁判を含め今後活動を進めてゆきたいと願っているのは、被害にあわれた方々の苦しみや家族の方々の悲しみに、何かお役に立てればということです。身体の後遺症は私ではどうしようもないことですが、精神的なケアは同じ痛みを知る私ならできるのではないかと思います。今後もっと詳しく正確に全国の被害状況を知り、被害にあった方々とお会いし、共に実情を訴えていこうと思います。それがこれ以上不幸になる人を出さないために、私に与えられた使命だと思っています。念願していた子供には恵まれませんでしたが、今は多くのすばらしい方々と出会えたことに感謝できるようになりました」と語られる。その裁判の最終判決は、一九九六年春ごろある地方の地裁で行われる予定である。

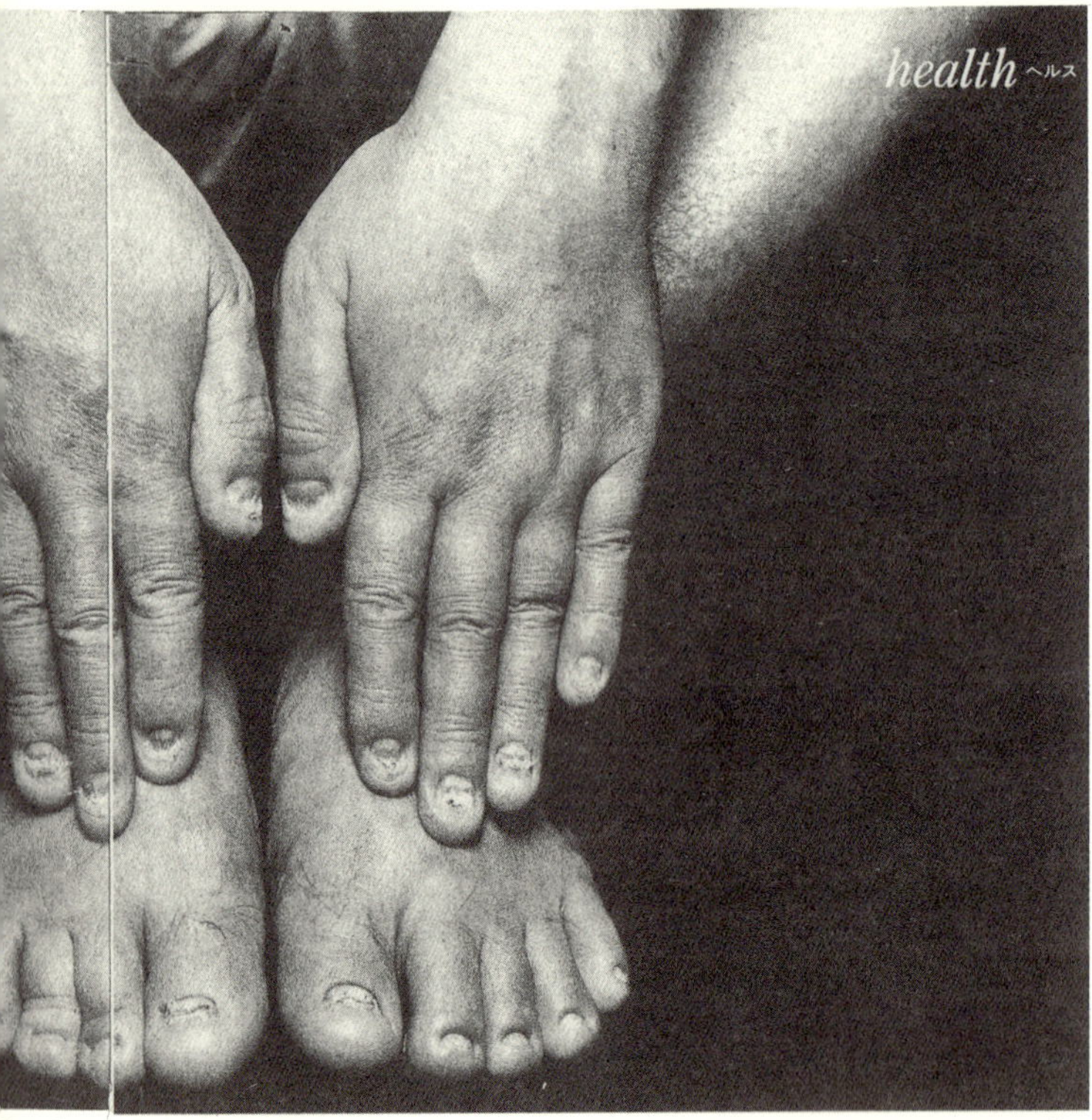

皮膚は爛れ、失明、死亡もある

——抗生物質の薬害「東工大助手」の悲惨な体験

このボロボロになった手足の爪。薬の副作用によるものである。「薬の副作用」という話はしばしば耳にするけれど、時にこんな悲惨な目にあう人もいる。実は、この写真は、最悪期を脱し、症状は随分と和らいだ方なのだ。この気の毒な体験をした人は東京工業大の助手で、工学博士の江原勝夫さん（53）。江原さんは6月中旬、腹痛で近所の医者に行ったところ、腸に袋状のハレモノができる「憩室《けいしつ》炎」の疑い、され、2日後に

ガラスを通して物を見て

江原さんの治療に当った

は「断定はできないけれど

1993年（平成5年）9月17日（金曜日）

毎日新聞

新聞定価（消費税込み）1ヵ月3,650円・1部売り（朝刊）100円（夕刊）50

（第3種郵便物認可）

コスモシン投与患者 今年も2人死亡

——薬害・医療被害情報センター調査——

同センターによると、今年三月、足のすり傷が化のうして炎症を起こした七歳の男児が、民間病院でコスモシンの点滴を受けたところ、全身が赤くただれる皮膚障害を発症。一週間後には口、のどの中にもただれが広がり、呼吸困難となって死亡した。

七月、六十歳の女性が交通事故で重傷を負って救急病院に収容され、発熱したためコスモシンの点滴を受けた。二週間後、全身の皮膚が赤くただれ、のどにも広がって呼吸困難となり死亡した。

いずれも病院側は死亡原因を「肺炎」などとして処理しているという。

コスモシンが原因とみられる副作用では昨年八月までに六人の死亡が確認されているが、今年に入ってからも厚生省に報告された副作用の死亡例の中に、

厚生省が製造元に

投与を受けた二人の患者がの調べで分かった。厚生省性がある症例が数件含まれ、副作用症例だけでなく病院

平成5年） 9月3日 金曜日 （日刊）

抗生物質
コスモシン

副作用で6人死亡

製薬会社資料で判明

抗生物質コスモシンの副作用問題で、この薬が原因とみられる皮膚障害にかかった六人が死亡していたことが二日、製薬会社の資料で明らかになった。厚生省もこの事実を確認しており、製薬会社が副作用の危険を十分認識して病院にも通知していただけに関係者はショックを受けている。製造元の日本レダリー製造（埼玉県志木市）が副作用症例の一部を報告していなかったことも分かり、厚生省は同社に厳重注意するとともに副作用症例のすべてを提出するよう命じた。

同社は昨年八月、コスモシンを取り扱っている各病院へ注意文書を配布し「発売以来五年間で皮膚粘膜眼症候群十五例、中毒性皮膚壊死《えし》症十六例が報告され、このうち多臓器不全等を併発し死亡したとする症例が六例報告されている」と記述していた。

この資料によると、慢性関節リューマチを患っていた女性（当時七十一歳）は、けいつい固定手術後、コスモシンの投与を受けたところ、七日目に口内炎、発熱が起きた。投与中止後も眼充血のほか、全身に浮腫《ふしゅ》性紅斑が現れ、皮膚がはがれ落ちる症状の末、多臓器不全で死亡した。

へんとう炎の治療でコスモシンを投与された男児（当時六歳）、帝王切開後に感染症予防として投与された女性（当時三十歳）の場合、全身の皮膚がただれ、つめがはがれたり、眼充血などの重い症状が現れた。

コスモシンはセフェム系抗生物質で細菌感染症に対し幅広い効能があり、一九八七年に製造承認を受け発売された。ところが、ショックや呼吸困難、皮膚障害などの副作用が多発。八九年に「使用上の注意」を改訂して副作用が起きることを指摘したうえ、救急処置の準備をすることや、使用前後に十分観察する必要性を明記した。

ところが、その後も副作用被害は収まらなかったため、昨年「重篤な皮膚障害が現れる場合があるので、発熱、眼充血、口内炎などが現れた場合はこ……

与を中止……
う」と再……
は日本レ……
査を指示……
それで……
副作用が……
るという。
重い副作……

省への報告義務が薬事法で定められているが、日本レダリー社は今年一月、神戸市の三歳児がコスモシンが原因とみられる副作用被害を受けていた症例を報告し……

1993.9.3「毎日新聞」

京都新聞（夕刊）

1993年（平成5年）9月2日 木曜日

一年間の還付額としては、一件で十八億円という大口があって、合計で史上最高の二十一億円以上にのぼった九一年事務年度に比べ、大幅に減ったが、金額自体はほぼ例年並みだった。

抗生物質コスモシン

投与の患者に副作用の被害

報告数十例 皮膚障害など

神戸市内の病院で日本レダリー（本社東京都中央区）が製造した抗生物質「コスモシン」の投与を受けた同市の三歳の男児が、つめがはがれたり皮膚がただれるなどの副作用症状を起こしていたことが二日分かっ

て、31件の副作用症例（うち6件は「死亡」）が報告されている。しかし一方、これらの症例は単独投与ではなく、他の薬と併用されていることもあって、因果関係を科学的に証明するのは極めて困難と見られている。製造元の日本レダリーは「因果関係はハッキリしていませんが、副作用の発現を正確に把握するため、現在特別調査をしています」という。発生率は5万人に一人だそうだが、実際にこんなヒドイ経験をした人には、ただ運が悪かったで済まされる問題ではない。正確な調査の結論が待た

PHOTO 鷲尾倫夫

1995.9.24「FOCUS」第13

コスモシンの被害を報じる新聞，雑誌

コスモシンには一九九二年、厚生省の指導により新たに、「発売以来五年間で皮膚粘膜眼症候群が一五例、中毒表皮壊死症が一六例、計三一例報告されており、このうち六例は多臓器不全等を併発し、死亡しております。つきましては、安全性重視の立場から別記の通り『使用上の注意』を改定いたしました。今後、本剤をご使用いただく場合には、発熱、紅斑、掻痒（そうよう）感、眼充血、口内炎等の初期症状に御留意いただき、このような症状が現れた場合には、直ちに投与を中止し、適切な処置をお願い申し上げます。また、本剤中止後から約二週間までの間に皮膚障害が発現した症例も報告されていますので、投与中止後も十分に経過観察するなど、ご注意をお願い申し上げます」という〝注意書〟がつけ加えられた。

一九九二年一〇月第二回現代医療を考える会「人工授精の実態と問題点」には、一〇組の不妊の夫婦が出席した。中には、一〇年以上も『治療』を続けておられる方もいた。彼女（彼）らは口々に、「私たちが、自らの身体の危険を冒してまで不妊治療を受け入れるきっかけになったのは、『まだ子どもはできないの？』といったまわりの人々の不用意な言葉であったことが多い。一般の方々は、私たちの行為を批判する前に、まず私たちをそこまで追い込んだことについて反省してほしい」と訴えた。私たちはこの指摘を、重みをもって真摯に受けとめる必要があるだろう。（後略）」

（山口研一郎『生命をもてあそぶ現代の医療』社会評論社、一九九五年、一〇六—一一〇頁より抜粋。登場する地名・氏名等は、プライバシー保護のため、引用に一部修正を加えた）

彼女が無言で私に手渡したものは、治療の経緯や、彼女が経験した薬剤による重篤な副作用であるSJ症候群の情報ばかりではなかった。「そこから、私の新しい人生が始まったのだから、それだけは、あなたにも知っていてもらいたい」と彼女が言ったように、この経験を知らずして、彼女の〝いま〟を理解することはできないし、彼女の〝これから〟を共に考えることもできないに違いない。A子さんが生きている〝いま〟は、A子さん曰く〝私の新しい人生〟の語りなのだ。著書の中で、山口医師に送った手紙にもあるように、彼女は、〝こころに後遺症を残したくない〟との思いで訴訟を起こし、采配を法廷にゆだねた。そして、その結果如何に関わらず、自身の経験を役立てたいと願い、それを自分に与えられた使命だと信じ、生きてきたのだ。著書の中の彼女は、私にそう語っていた。自分の命をかけてまで、不妊治療に挑んだA子さんの体験を、あまりにも壮絶な物語だと感じずにはいられなかった。

運命共同体

書類の一つひとつを丁寧に読み込む日々の中、一通の長いメールが届く。渦中のA子さんからであった。

「（前略）先日は大量のお荷物をお預かりいただき、かなりご負担なのではと案じております。

しかしながら、お渡しした書類を一読いただければ、これまでの経緯がお分かりいただけるかと思い、あなたに読んでもらうことにしました。前にも申し上げたように（むろん、お読みになったあなた次第ではありますが）、私の経験は、誰が見ても、聞いても決して気持ちのいい話ではないことは存じています。でも、それを知っていただかない限り、私の話はこれ以上進むことはできないと思います。勝手ながら、自分でそう判断し、私の過去をすべてあなたに知っていただきたく、資料をお渡しすることにしたのです。

いま、どのあたりまで資料をご覧いただいたのかはわかりません。しかし、少なくとも、私の不妊体験を語るには、不妊治療の体験を話すだけではこと足りないことがお分かりいただけたかと思います。

先日申し上げた通り、私はこれまで、起きた事実のすべてを誰かに話した経験がありません。ですから、どこから、どう話せばよいのか全く見当がつかない、というのが本音です。もし、うまく話せなかったら、もし、誰かを悪者にしてしまうような話し方をしてしまったら、と思うと、怖くもあります。なので、あなたには「私に起きた事実を見て、ご判断いただこう」と思いついた次第です。

私の人生に起きた出来事は、私の両親や近しい人々、そして沢山の支援者の方々を巻き込みました。そのうえで、いまの私があります。つまり、私の不妊体験は、すでに私だけの体験ではない、との思いに至っているのです。子どもができないことも、医療事故が起きたことも、おそらく、誰の責任でもないかもしれません。強いて言うならば、私が〝自分の子どもを産みたいと強く願いすぎたばかりに起きた出来事〟とでもいうのでしょうか。もしかすると、あの時、私が子どもを望まなければ、一連の出来事は、起きなかったのかもしれませんね。私は今でも、不妊治療したことへの後悔も、そのことで経験した稀有な出来事に対しても、誰一人として恨みに思うこともありません。その反面、自分の命よりも、わが子の命を求めた結果、起きた出来事への代償は、どんな時も私を憂い、何があっても変わらぬ愛を注ぎ続けてくれた両親や近しい人々に払われていたことを、後になって知ったのです。唯一、そのことだけが悔やまれてなりません。私が自分の命にかえてでも欲しいと願ったわが子の誕生は、結局、自分の命を犠牲にしてまで得ようとした私のエゴだったのかもしれない。そして、自分の命を犠牲にするということは、父と母の宝を犠牲にすることだったと気づいたのも、ずっと後になってのことでした。私がまだ見ぬわが子を思う、そのずっと以前から、両親が愛娘である私を慈しんでいてくれた真実に、その時は、目を向けることができなかった。まさに、母の愛は時に盲目、ということばがありますが、本当にその通りだと思います。愚かにも、まだ見ぬわが子に、母親としての愛情を注いだのだと思いたい。いえ、そう思わなければ、つじつまが合わないのかもしれません。むしろ、そうやって、つじつまを合わせ、生きてきたのかもしれない、そう思うのです。

皆そうであるように、私の人生も決して順風満帆ではなかった。常につじつまを合わせて生きているのなら、当然ですね。それでも生きてこられたのは、両親や近しい人々に囲まれ、日々過ごすことができたからです。先日のシンポジウムで、私はいまいちど、不妊という宿命を背負った自分の人生を、洗い直したいと思いました。もちろん、時間をさかのぼることも、過去を塗り替えることも、かなわないことは分かっています。でも、私と同じ〝不妊という宿命〟を背負い、これから生きていこうとする仲間たちにとっては、大きな意味のあることだと思うのです。どうか、いま、不妊に悩む方々や、これから不妊で悩むかもしれない人たちのために、不妊の先へと続く道を切り開いてください。私のこれまでの人生が、その一石として役立つことを願っています。

お渡しした資料は、単なるいち個人の経験でしかありません。でも、あなたなら、沢山の方々の個人的体験を知ることができる。これまでも、そうやって研究を進めてきたことを伺い、いち資料として、私の体験を提供させていただこうと決心しました。ひとは、失敗や挫折から学ぶことが多いと聞きます。私の人生に起きた事実を他者からみると、何が失敗で、どこを挫折とよぶのか、あなたの目線で考えてみてください。そして、それをあなたが研究することで誰かに役立ててほしいのです（後略）」。

思いを綴った長文に、運命共同体を感じた。その中に、「私の不妊体験は、すでに私だけの体験ではない」、とあるように、この資料を手に取った段階で、私もその共同体の一員となったのである。いま、自分の内に、ふつふつとわきあがる、この感覚は、おそらくA子さんが「私の使命」とよぶものと同種のものなのだろう。たとえ、彼女の過去を共に生きることはかなわないまでも、彼女の新しい人生の運命共同体にはなれるかもしれない。いや、すでに、その協働作業ははじまっている、そう確信した。これから資料を読破するためには、うごめくこころの内をセルフ・コントロールする大きな力と、膨大な資料に記録されている経過を研究者として客観的に観察し、深い考察をもって分析する必要がある。そう、自戒する。

転換したベクトル

科学の発展と共に、生殖医療技術が発達しても、女性の生殖年齢が上がるわけではない。反対に、女性の生殖年齢が上がり、（それを進化と呼ぶならば）人間の身体が進化すれば、おそらく、いまほどの生殖医療技術は必要とされないだろう。実際に、時の流れと共に、自然の摂理にかなない進化を遂げた自然界の生命体には、科学を受け入れる限界があることは周知の事実である。その限界を超えた生命体の反応が、A子さんの経験したSＪ症候群のような重篤な副作用となって表出する。そう仮定すると、発展する科学の限界を見極める力が、人間には必要となる。山口医師が記述した著書から知り得たA子さんの体験からは、そう考えざるをえなかった。同時に、これから目を通す資料に、潜在する重要課題の前兆を感じざるを得ない。少なくとも、彼女が受け入れた生殖医療技術は、極限ともいえる、自然と科学とが融合できる・できない境界を教えていたのだ。これが、A子さんがメールで、「私の不妊体験を語るには、不妊治療の体験を話すだけではこと足りない」と記述した理由に違いない。

不妊治療は最先端科学を駆使した医療技術であり、通院する患者にとっては、妊娠するために必要として、たとえ、やむをえず受診する医療手段であっても、医療行為が及ぶ限り、そのからだが投薬や手技による化学的変化を遂げることには違いない。とどのつまり、治療を受けるという行為は、そのひとの持つ本来の健康を取り戻すことがその目的にあることの背中合わせに、医療行為によって身体におきる科学的作用が、良くも悪しくも出現するということを意味するのだ。

A子さんの場合、不妊治療を目的とした医療行為のさなかに起きた医療事故は、私の見る限りでは、その目的を果たせてはいない。不妊を治療できなかった、つまり、妊娠し出産に至るという医学的効果は得られなかったことになる。対して、使用薬剤により出現したＳＪ症候群の発症は、重篤な副作用という形で科学の悪しき側面を見せつけた。

この側面が露呈して以降、A子さんは〝子どもを望み不妊治療する女性〟から、〝医療事故の被害者〟へ、彼女の家族は、医療過誤裁判の原告家族へと変貌を遂げることになる。〝ある夫婦に子どもができない〟という不妊問題は、その家族を巻き込み、法律家の協力を得て、法廷にその采配をゆだねる重要な事件にまで発展したのだ。当事者夫婦は、もはや〝不妊を治療する夫婦〟ではなく、患者原告として、医療者を被告に真実を追求するための法廷闘争へと、そのベクトルを転換していた。

患者から原告へ

提供された資料をみると、前述した山口氏の書にもあるように、A子さんの医療裁判は、不妊治療中に起きた医療事故が原因で始まり、訴状の提出から裁判の結審までに、二一回の公判を含む手続きを経て、およそ五年の歳月が流れている。A子さんは、三四歳からの約五年間を患者としてではなく、原告として医療者と向き合った。裁判が結審した時の彼女の年齢は三九歳である。

この期間を医学的な生殖年齢でみると、「妊娠を希望する女性の場合、妊娠率は三五歳から下がりはじめ、以降はより妊娠しにくい」とされている。まさに、不妊当事者にとって、最も高度生殖医療に期待をかけるべき時期に突入していたのだ。同時に、公判期間中のA子さんの年齢は、二〇一〇年現在、不妊治療中の女性が最も多いとされる年齢層にあたる。妊娠を希望する女性にとって、貴重ともいえる三〇歳代後半の約五年間を、彼女は、不妊治療ではなく、医療裁判に費やしたことになる。

過去の裁判記録の詳細を調査することが困難なため、詳細は不明ではあるが、少なくとも一九九〇年代までに起きた医療事故による医療過誤裁判は少数だったとの、ある法律家の見解がある。なかでも、医療事故に遭遇した患者が原告団を結成し訴訟を起こしたケースはあれど、患者個人が原告となり、医師もしくは医療法人を被告に訴訟を起こした事例はごく数例だったという。A子さんの裁判は、本事件を担当した弁護士によると、「国内初の不妊治療による医療過誤訴訟」だった。そのため、参照する過去の判例はなく、当時（一九九〇年代）は不妊専門の生殖医療施設や専門医も少なかったため、裁判準備に相当な労力を要したらしい。「当時は、医療過誤による判決で患者側が勝訴する確率は低く、医療という『鉄のベールで覆われた専門領域』には、たとえ証拠保全で『原告の医療カルテ』を入手したとしても、当時の医療行為そのものは、担当医師にしかわからない、という原告側に不利な状況があった。また、医療の専門性に、弁護士が到底太刀打ちできるはずもないため、患者側原告としては、争点となる領域の専門性をもった医師の協力が、どれだけ得られるか否かが勝敗に大きく影響した」と述べた。

裁判は、A子さん夫婦を原告として、（Yクリニック提携）O病院が所属していた医療法人とO病院院長O医師が被告となり、〈公判経過をたどった。その間、不妊治療中の〈患者と医療者〉関係から、医療過誤裁判の〈原告と被告〉関係へと、その関係性が変容したことになる。その変容要因が、医療事故であることは一目瞭然である。

患者が、少なくとも、一時は信頼しそのからだを預けた医師を訴えるとは、どういった心情があるのだろうか。先に届いたA子さんからのメールには、「（中略）お互いに、原告にも被告にも、なりたくてなったわけではないのです。できれば、そのまま医師と患者の信頼関係を続けたかった」とある。しかし、その望みはかなわなかった。治療しても、子どもを迎えることはできず、そのうえ、患者でいる事も出来なくなったA子さんの、当時の証言記録を探した。

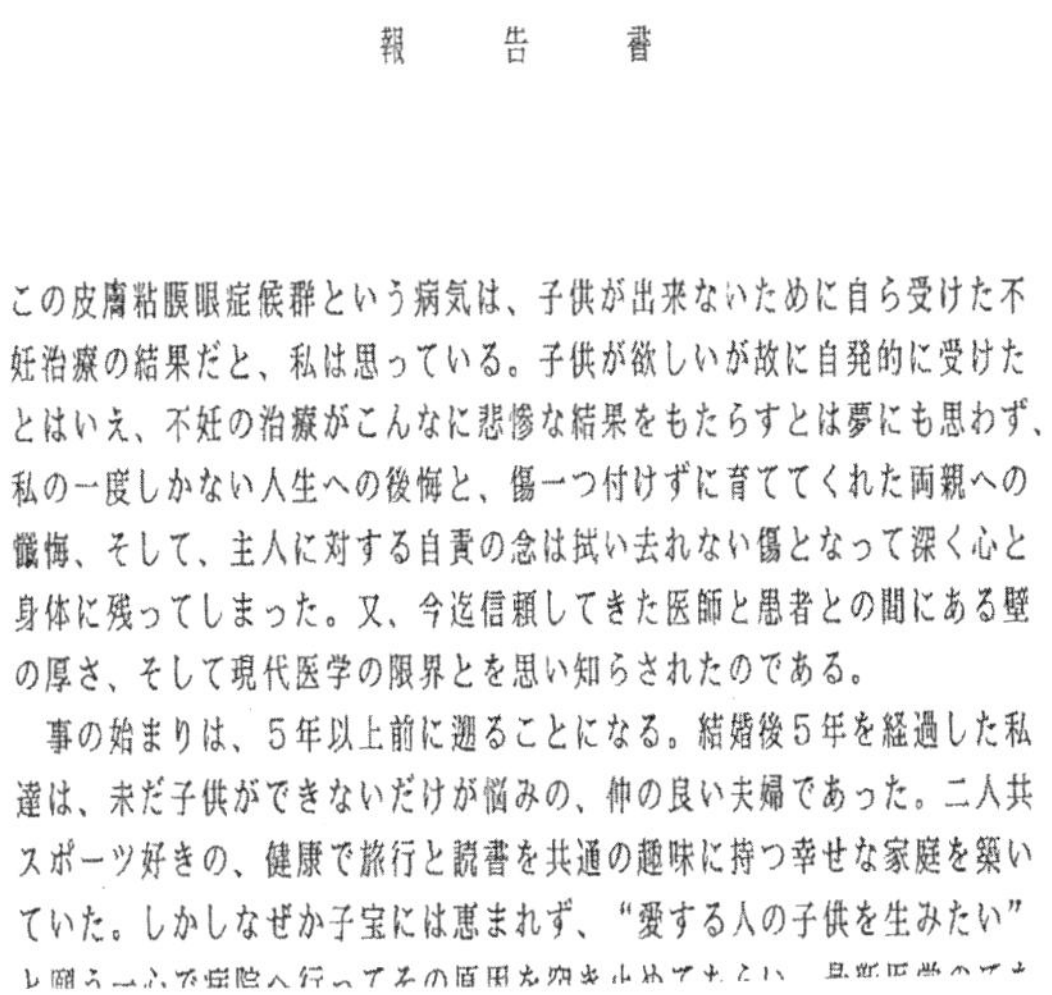

報　告　書

この皮膚粘膜眼症候群という病気は、子供が出来ないために自ら受けた不妊治療の結果だと、私は思っている。子供が欲しいが故に自発的に受けたとはいえ、不妊の治療がこんなに悲惨な結果をもたらすとは夢にも思わず、私の一度しかない人生への後悔と、傷一つ付けずに育ててくれた両親への懺悔、そして、主人に対する自責の念は拭い去れない傷となって深く心と身体に残ってしまった。又、今迄信頼してきた医師と患者との間にある壁の厚さ、そして現代医学の限界とを思い知らされたのである。

事の始まりは、5年以上前に遡ることになる。結婚後5年を経過した私達は、未だ子供ができないだけが悩みの、仲の良い夫婦であった。二人共スポーツ好きの、健康で旅行と読書を共通の趣味に持つ幸せな家庭を築いていた。しかしなぜか子宝には恵まれず、"愛する人の子供を生みたい"

実際に提出された報告書

訴状と疑念

原告が裁判所に提出した証拠物件の写し「甲号証綴り」中に、裁判が始まる初期段階に書いたという、当時のA子さんの心中を、自ら記述した文章があった。本人の希望により、以下に紹介する。

甲第二八号証　報告書

この皮膚粘膜眼症候群（SJ症候群）という病気は、子どもができないために自ら受けた不妊治療の結果だと、私は思っている。子どもがほしいがゆえに自発的に受けたとはいえ、不妊の治療がこんなに悲惨な結果をもたらすとは夢にも思わず、私の一度しかない人生への後悔と、傷一つつけずに育ててくれた両親への懺悔、そして、主人に対する自責の念が拭いきれない傷となって深くこころとからだに残ってしまった。また、今まで信頼してきた医師と患者との間にある壁の厚さ、そして、現代医学の限界とを思い知らされたのである。

事の始まりは、五年以上前に遡ることになる。結婚後五年を経過した私たちは、まだ子供ができないだけが悩みの、仲の良い夫婦であった。二人ともスポーツ好きの、健康で旅行と読書を共通の趣味に持つ、幸せな家庭を築いていた。しかし、なぜか子宝には恵まれず、〝愛する人の子どもを産みたい〟と願う一心で病院へ行って、その原因を突き止めてもらい、最新医学の手を借りてでも、なんとかわが子をこの手に抱きしめたいと言い出したのは、私の方である。主人は、その意見に初めは反対であったが、〝たとえ、どちらに原因があろうとも、お互いに決して何も変わらないこと〟という条件をつけて協力してくれることになった。

（検査期間中は）平均して週二〜四日通院が続き、一年もたたないうちに結果が出た。原因は私にあったのだった。両方の卵管閉塞による不妊症であった。〝子どもを一人産んだつもりで手術をしたい〟という、私の二度目の願いを、主人も両親もききいれてくれた。Yクリニックというのが通院を続けた病院名なのであるが、果して、（手術のための）入院の説明の際には、そこには（Yクリニックには）入院設備がないので、O病院へ行き、そこでY先生執刀の手術が行われ、そのまま入院するという指示があった。私たちは了解し、手術は無事済んだ。

退院したのちも、手術前の治療となんら変わらない治療が（Yクリニックで）また続けられた。その前に、Y先生から説明のあった通り、〝手術をしても妊娠するとは限らない〟のだった。術後半年ほど経って、毎月行っていた通水（卵管が詰まるのを防ぐために、月に一度卵管を通す作業）を終え、抗生剤をいつものようにのんで、夜休んでいると、身体中に熱を感じ、翌朝には四一度を超えたので、近くの救急病院へ運ばれた。点滴を入れて一晩入院し、翌朝一度は帰宅したのだが、家に帰ると下腹がスイカを入れたように膨れ上がり、再度その（救急）病院へ。（前日とは）別の先生の診断で、（病因が）不妊科によるものと分かり、Yクリニックへ連絡を取って、緊急の為O病院へ入院の運びとなった。その際、〝なぜこんなことになるのか？〟という疑問は多少残ったが、今後の不妊治療の為にも、日頃信頼しているY先生、O先生の治療に、その身をゆだねるという手段を選択したのだった。

それから約二年、不妊治療は終わってはいなかったが、その内容にはわずかながら進歩がみられた。本人の希望と先生の勧めもあって、人工授精を始めたのだった。それまで毎月繰り返し行われていた、排卵誘発剤の飲用・注射、通水、抗生剤の飲用、流産予防薬の飲用など、一カ月のうち三週間を治療に費やす作業に加えて、残された一週間でさえも人工授精というプログラムが組み込まれたため、一カ月のすべて、つまり、私にとって毎日が治療との戦いになってしまった。そんなハードスケジュールを四～五カ月こなした平成三年六月（のある日のこと）、その日も人工授精を終え、（いつものように）タクシーに乗って家に帰って与えられた薬を飲んで休み、苦しさにうなされて目を覚ますと、身体じゅうが熱い。下腹がはってきており、思わず前回（救急病院）のことが頭に浮かんだ。主人もあわてて、実家の母に明け方連絡を入れて、お馴染みのO病院入院コースをたどったのである。

翌朝実母と共に、まずYクリニックをたずね、簡単な診察のあと、O病院へ。着いてからは、お決まりに病院内オリエンテーリングである。三度目の入院である私には、まったく必要のない事柄だとは思ったが、病院の規則ならば、と四〇度を超える熱で目もくらみ、足もふらつきながらのオリエンテーリングは、実母に支えてもらってはいたものの、私にとっては非常に苦痛であった。専門家である医師や看護婦は、その症状に対する適切な判断と処置を怠っていたのではないかと、後になって思った。ひと通りそれが済むと、病室に案内され車いすへと移された。〝説明をきかなければ、患者にはなれないのか〟と、普段感情を表に出すことがあまりない実母にさえも、憤慨した様子が感じられた。その後約二週間は、前回とほぼ同じように過ぎた。下腹の腫れも痛みもやわらぎ、身体が回復していくのが、自分でもわかるほどであった。ただし、食欲は、前回の病後回復時に比べると、あまり順調とはいえず、自分でも思ったほどの食欲はなく、加えて、首・肩・背中の痛みにシップを貼ってもらったり、眼の痛みやチカチカする症状、舌の先がなぜかしびれることを、毎日に三回は行われていた検温の際に、看護婦さんにその都度告げていた。

（以上は）確かな記憶ではあるが、日時までは覚えていない。日頃、気安くことばをかわしあっていたが、（その最中も）ベットサイドでは体温を控える際のメモに、細やかに記録されていた（ことを覚えている）。しかし、後日、O病院側の記録を目にする機会が得られた（証拠保全によるカルテの開示）際に、その間の看護記録の実が抜けていて、その記録があったのなら、医師ももっと早急に発見、対応ができたのではと思うと、非常に悔しい思いと同時に、疑問が残る。

七月一三日（土）に、O医師の許可を得て、外泊の為自宅に帰ったが、依然食欲はないままで、手のひらがやけに痒かった。その夜中などは、手のひらの痒みに加えて、身体じゅうに不快感があり、睡眠も十分に取れないほどであった。翌朝には、さらに、手のひらばかりでなく、足の裏にまで痒みが広がってゆき、身体がだるく食欲も殆ど無くなってしまい、主人に促されて、早々に病院へと戻った。夕食後に戻る予定だったのだが、起きているのが辛く感じられるようにまでなっていたからだった。

（O病院に戻り）、とりあえずナースステーションへ、戻ってきたことを報告に行き、その際、手足の痒みと食欲のない事などを伝えた。看護婦の「何かお変わりございませんか？」という問いに答えたつもりだったが、〝だったら、こうしましょう〟という返事はなかった。その日は、早く病院に戻った意味のない日になってしまった。いつもと違った症状を訴えても、いつもの治療しか受けられなかったからである。

入院中の患者が、前日からの外泊から帰院し、しかも、状態の悪化を報告するため、早々に帰院しているのに、その訴えに対しては、対応するどころか記録さえ残っていないのだ。今から思えば、外泊から帰った時点でもいい、さらに、それ以前に身体の異常を訴えた際に、少しでも耳を傾けて、普段より多少多くの注意を払ってくれていたら、未然に防ぐまではいかないまでも、より十分な対応ができたのではないかと思うと、さらに不信感が募る。

翌日の月曜日には、O先生の診察を受ける事ができたが、ベットから起き上がってみると、身体じゅ

看　護　記　録 (2)

月日	時間	看護上の処置　種別	観察記事	NS サイン
5/Ⅶ	14°	T=37.7℃ アイスノン貼用開始	イケす、体熱感あり 発汗なし. 両眼球充血 発赤、全身倦怠感あり	
	16°	T=37.5℃	発汗軽度あり 頭痛、咽頭痛あり 体熱感あり 全身倦怠感持続	
	19:40	T38.6℃ P70. インテバン坐 1ケ 挿肛	両眼球充血持続. 顔色不良で. 咽頭痛(+). 夕食お茶湯のみ摂取す	
	20°	T=38.4℃ P=78	Tあまり下降みられず 両眼球充血(+) 体熱感(+) 発汗ややあり 咽頭痛(+) 「お腹すいた」との弁	
16/Ⅶ	23° 4°	T36.4℃	KT↓ 発汗多量にありて本人にて寝衣交換する. 「汗をたくさんかいて楽になりました」咽頭痛なし 全身倦怠感持続	
	11:50	T=38.0℃ P72	悪寒軽度あり 倦怠感著明な様子 腹痛頭痛ないも 咽頭痛強度あり	
	14°	サフロー22G(左前腕)挿入. 皮内テスト (モダシン 0.6×0.7 / 対照 0.5×0.5)	膨疹	
16	14:00	T=38.9℃ P=72 アイスノン貼用 インテバン坐	体熱感あり 顔色紅潮気味 咽頭痛があり 食事もあまり摂取出来ず 両眼球充血あり 発汗ややあり 「頭が重い」との事	
	16:24	T38.8℃ P=72	坐薬挿入後 熱下降認めず 咽頭痛もあり 水分小量摂取 両眼球充血 軽減も持続. アイスノンにて様子見る	
	20:00	T=37.2℃ P=66 アイスノン更新	先程発汗あったとの事 T↓す 頭痛(-) 夕食ジュース1カップ飲用のみ 咽頭痛(-) 手足の発疹 … 「ひどくなってきてるみたいなんです」と本人	

1991年7月3日～14日間の記載が無い看護記録

看護記録(2)

月日	時間	看護上の処置 種別	観察記事	N サイン
30/XI	20°	T 38.2°C P 92	残尿感(+) 排尿痛(-)	
		アイスノン貼用	2H くらいすると 腹満(+)って下腹部痛(+)	
			排尿すると少し下腹部痛はおさまる	
			歩行時、仰臥位の時 下腹部がひきつる感じがする.	
			悪寒(-) 嘔気(-) 夕食 副食のみ	
			吸ってなし (かぼちゃ こんにゃく ちくわ トマト1切)	
	22° (~~23~~)	T 38.7°C	気分不良なし	
		インテバン坐 1ヶ挿入		
	23°	T 37.9°C P 72	気分不良なし 発汗多量にあったと言われる	
1/XII	0°	T 37.5°C アイスノン交換	気分不良なし	
	5°		体熱感(-) 気分不良なし	
	8°	T 35.4°C P 72	残尿感(-) 排尿痛(-)	
			腹満(-) 嘔気(-)	
			歩行時. 起きあがる時 下腹部が	
			ひきつる感じが軽くあるのみくらい	
			で 今朝は 気分がいいですと	
			言われている 0～7.30まで排尿	
			なく 眠れたとのこと.	
	10:00	T=35.8°C P=60		
	14:30	T=36.2°C P=60	今朝より残尿感、排尿痛共に軽減普通	
		BP=128/80	に近い状態になったとの事. 歩行時の下腹部ひき	
			つる感じ軽減. 食事すると下腹部膨満(+) 排便の時	
			及排ガス時腹部緩和感ありその様子か. 食欲(-)	
			昼もオレンジとおかゆのみ摂取 嘔気(-) 腸雑音聴取可 [illegible]	
1/XII	21:00	T=37.3°C アイスノン貼用	見廻り時 微熱 頭痛の	
			訴えあり 希望にて クーリング開始す	[illegible]
	22:20	T=37.8°C	頭痛(+) 坐薬拒否にて様子みる。	
	23:50	ボルタレン坐 1ヶ		
2/XII	3:00	T=35.9°C	頭痛(-)	
	6:00	T=36.1°C P=66	頭痛はなく良眠す。腹痛体動時軽度のみ	

うに痛みが走り、足の裏で身体を支える事が苦痛に感じられた。やっとの思いで、三階の病室から一階の診察室まで壁伝いに這って行ったのに、「後でもう一度来てください」と言われ、痛む身体を引きずりながら、また、自力で病室迄帰らなければならなかった。そして、それが、自分の意思で病室を出る事のできた最後であった。それから一〜二時間後に、再度（院内放送で）呼び出しがあったのだが、もう、起き上がる事さえままならぬ状態にまで、その病気（SJ症候群）は進行していたのだ。

その時は、自分でも状況がまったく把握できないままで、ただ、医師の指示に従うほかなかったのだが、なぜ、せめて朝の診察の際、皮膚の異常を認めた時点で、専門医に診察をしてもらえなかったのであろうか。この病気は、医学を学んだすべての方が、その教育課程でかならず知ることのできる病気だと聞く。たとえ、専門家ではなくても、人の命を預かり、日々開発されている最新医学を扱う方々にとって、その知識は必要不可欠な分野の病気の一つではあるまいか。

（その後は）ベットに横たわったまま、時々目を開けて自分の（悪化する）身体をただ眺める事だけが、唯一自分にできる事であった。そのうち、手足にあった痒みは紅斑にかわり、それは全身に広がっていった。高熱が続くようになり、全身に広がった紅斑は、あたかも、それ自体が別の生き物のように水分を含んで、身体じゅう、水ぶくれ覆い尽くされようとしていた。顔は醜く、ぶよぶよした怪物のようであったし、じっと寝ているだけなのに身体じゅうが痛かった。何処かはわからない。とにかく、痛くて苦しかった。先生でも、看護婦でもいい、なんとかしてほしかったし、醜く歪んでいくこの症状を止めて欲しかった。それを伝えようとしても、口の中も解けて、どろどろになってしまい、水さえ飲めず、言葉も話せない。そのうち、開眼不能となり、脳裏に焼きついた己の姿をまぶたに留めたまま、もう恐怖と不安の実を抱えて、意識朦朧になりつつあった。

それからの記憶は、断片的にしか覚えていない。誰かに話しかけられたり、そばで、誰かが会話をしたことは、耳に聞こえる範囲で記憶に残っている程度だ。看護婦の「かわいそうに、かわいそうに……」という声、実母が「どうしてこうなったのですか？」という質問に、「もう、婦人科の方は関知していますから、いつ退院してもらっても結構です」と答えるO先生の返事。自分で動く事さえできず、変わり果てた醜い不型の娘を目の前に、うろたえ、返す言葉も見つからない母（の気配）。私は、もう、見放されたのだ、と感じた。もう、どうでもいい（と思った）。熱は一向に下がらず、苦しくて仕方がなかった。家族がいなければ、その励ましがなければ、（その時）私は耐える事が出来なかったに違いない。氷枕をナースコールで、実母が求めたときでさえ、設置されている製氷機で一〇〇円で購入するように、との看護婦からの答え。一日に二度ほどしか先生も来てくれず、点滴の針を腕に固定させるために、毎回貼りかえるテープは、そのたびに、水膨れした皮膚をはがしていった。なお、その部分は、白くケロイド状に、現在も私の腕に残っている。

病室を訪れるたびにひどくなる症状に、主人も慌てふためいた。昨日の日曜日に、車に乗って（隣で）会話を交わしていた妻が、次の日には、もうベットから起き上がれなくなり、みるみる間に、紅斑と水ぶくれに覆われていく姿を前に、誰が冷静でいられようか。病状の説明を求めてもかなわず、何の手だてもないように思われたであろう。そんな家族の狼狽とは対照に、病院側の対応には、ほと

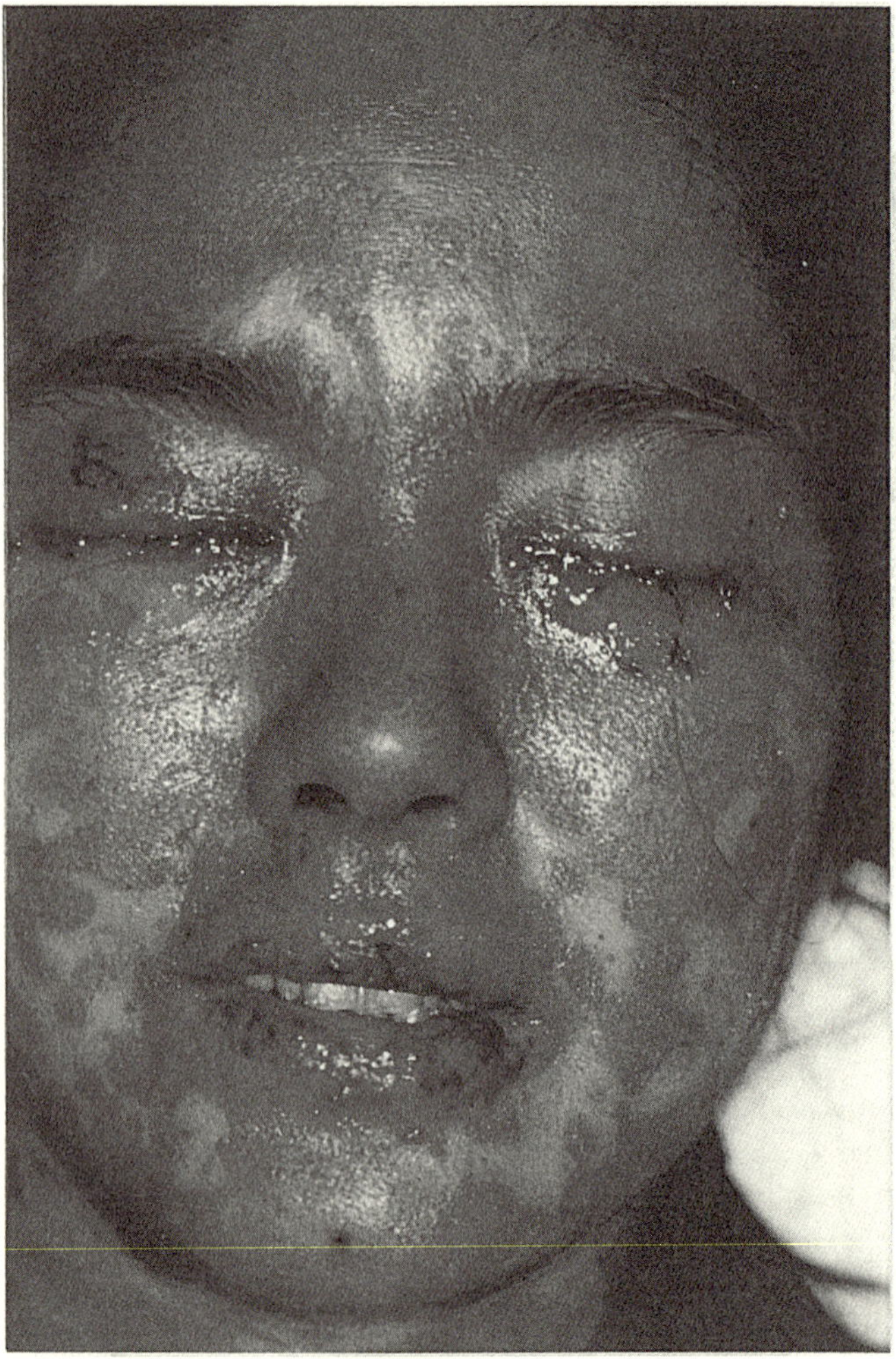

A子さんの症状

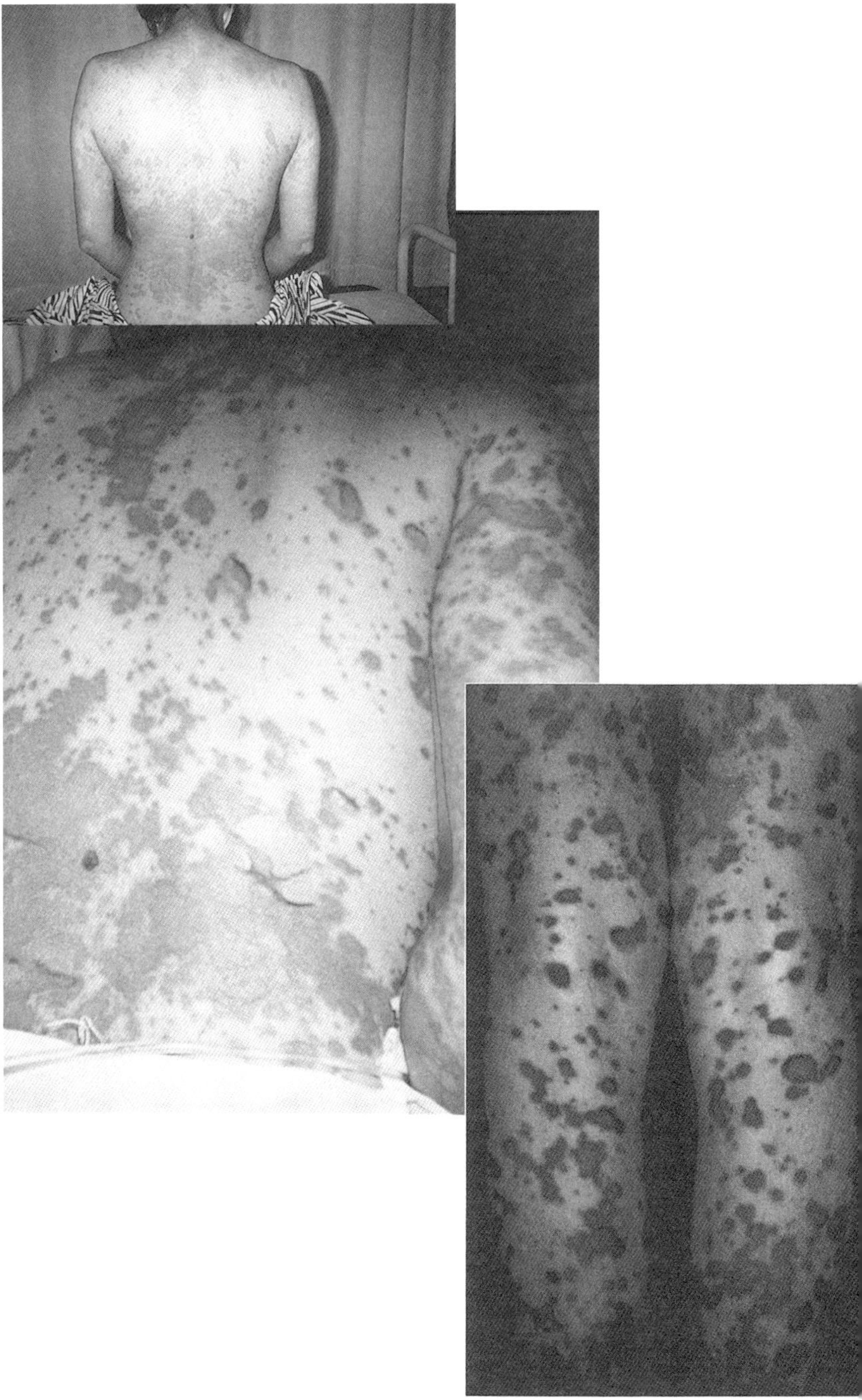

んど変化がなかったように思われた。あくまでも、婦人科の対象としてしか扱いを受ける事ができず、たまりかねた家族の中には、電話で他院の医師に問い合わせ、その症状を説明しただけで、「まず、薬物の副作用を疑うべきだ」との返事があったとも聞いた。月曜日午後、主人の来室からは、家族による二四時間看護が始まり、交代のたびに、醜く変わりゆく症状を、自分では見えないまでも、その会話から、知ることができた。

水曜日に、突然他院から（SJ症候群の専門性をもつ皮膚科の）先生が来られるまでは、家族は不安と悲しみをもって、私を見守ってくれていたのだと思う。それまでは、（O病院の）誰も何もできなかったし、求めても、何もしてはくれなかった。患者の治療も、家族の不安を取り除くことも。私の恐怖を感じ、それをなだめ、さらに、希望を与えようとすることも。それは、かなわぬ望みだったのだろうか？　どれ一つとして、のぞむ方が無理な、患者側のわがままだったのだろうか？

一度だけ、他院の（先ほどの皮膚科の）先生の指示で入れた点滴は、私の苦痛を和らげてくれた。しかし、それは一度だけにとどまった。また、（O病院の）先生の指示で、苦しさが、より増す思いのする点滴に、戻ってしまったのだ。〝この点滴は苦しくなるからやめてください〟と、（言葉が出ない私は）実母を通してその意思を伝えてもらったが、そのまま点滴は続けられたように記憶にある。その後、意識が途切れがちになった。

その週の金曜日、七月一九日に、（専門医のいる）T病院への移動が行われた際、付き添ってくれた義理の妹が、後に、こんなことを話してくれた。『病院のベットからキャスター付きの移動ベットに移し替えて、エレベーターに乗せようとしたら、ベットが入らなかったの。そしたらね、看護婦さんたちが、お姉ちゃんをベルトでベットに縛り付けて、ベットごと立ててしまったの。私、思わず、〝お姉ちゃん死んじゃう！〟って、叫んだ。それを聴いた私は、自分自身のあまりに悲惨な様を浮かべて、悲しいというよりも、悔しさで涙が出るほどであった。その時の私は、意識こそなかったものの、手で触るだけで皮膚がズルズルとはがされる状態だったはずなのに。

高熱の為か、ひどい寒さに、七月というのに、電気毛布にくるまれて、T病院に移ってからは、直ちに緊急の処置が皮膚科の専門医にチームによって施され、病室は面会謝絶、入室の際は消毒、白衣の着用など、あらゆる規制が引かれ、ここまでしなければならなかった病気なのかと、家族のほうが驚いたそうだ。（私は意識がなかった）T病院に転院したのち、私もおぼろげながらの記憶ではあるが、目は見えなくとも、気がついた（意識が戻った）ときにはいつも手当てを受けていて、先生方の懸命な治療と、看護婦たちの優しくて暑い看護、そして何よりも、あたたかな励ましの言葉と、その思いやりに、勇気づけられたのだった。その後は、昼夜の区別もつかない日々が続いたが、いつも先生がいてくださった。T病院の、あたたかいスタッフたちの看護によって、私は（三カ月ほどかけて）回復へと向かって行った。

思いかえすと、T病院の先生はじめスタッフの方々には、本当に感謝の気持ちでいっぱいである。私が今も、そして今後も、後遺症を抱えながらも、こうして生きていられるのは、みなさんのおかげだと思う。それと対照的に、O病院に対しては、数々の疑問と不信が募る。T病院で受けた治療が、

O病院では、何一つできなかったのだから。それどころか、後日、O院長との面談の際には、「その病名（SJ症候群）さえ知らない」との言葉に、あらためて恐怖を覚えた。後に、その恐怖は私を含め、家族全員の疑念に、怒りを加えることとなった。さらに、Yクリニック対しては、それ以上かもしれない。そもそも、O病院に入院する原因となったのは、Yクリニックで受けた人工授精による、子宮周囲炎ではなかったのか。その前の入院の原因となったのは、卵管通水による、骨盤腹膜炎ではなかったのか。その責任の所存をはっきりさせるため、主人がYクリニックをたずねたが、Y先生からは、「全然関係ありません」との答えが返ってきた。さらにその証明を求めると、医師会の調停で決着をつけたい、との申し入れがあったので承諾したが、その結果が、さらに別の疑念を産むことになろうとは、想像もつかなかった。

医師会の調停は、常に中立の立場をとっていらした事務局の方一名と、（面識のない）婦人科の専門医二名、そして主人と私との、計五名で開かれた。まず、初めに自己紹介の際には、そのうちの一人の医師から「Y先生とは、日頃から親しくしている。よろしく頼むといわれた」とのことばがあった。さらに、「あの先生は立派な方で、そんなミスを犯すような人ではない。統計を取ったが、何千分の一の確率で、稀にそんなことが起こることもあるが、その数字だと、無いのも同然である」のだそうだ。現に、（目の前の私に）起こっているのに。その現実に直面した患者に向かって、医師が述べているのである。子宮の病気にかかったのは、生まれてこの方、その二回限りであるのに、関係無いとは、あまりにも無責任な言葉ではないだろうか。ちなみに、通水や人工授精をした当日に、そういう病名の病気（SJ症候群）にかかったことを、一般に開業、もしくは勤務しておられる何人かの先生にお聞きしたところ、どの医師も、「関連性をまず考える」とお答えになった。〝関連性はない〟と断言された医師は、また、「もし、何か菌が原因になったのであれば、それは病院側によるものばかりではないはず。下着についていたのかもしれないし、身体が汚れていたのかもしれない」（とも発言した）。はたして、その通りなのだろうか。全生活を不妊治療にかけて、何年ものあいだ、何百万円というお金をかけてきた人間が、そんな大切な日に汚れた下着をつけ、汚れた身体で病院を訪れるであろうか。その期間、私にとって、唯一の先生であった、Y先生がよくご存じのはずだと思う。

私は、（医師たちからの）あまりの言葉に、「じゃぁ、私はこれから、もう治療は受けられないのですか？」と、一番知りたかった事を聴いてみた。その医師は応えた。「そんな身体、もう誰も診ませんよ」と。

私は再び、恐怖に襲われた。皮膚粘膜眼症候群の時とは、別の性質の恐怖であった。その前に、Y先生のコメントの中に、「たまに、こういう体質の人がいる。奥さんは、その体質なのです。なってみないと、わからないのだが」ということばを、主人が耳にしたそうだが、それに対して主人は、「それならそうと、なぜ、一度起こった時に説明してくれなかったのか。お前がこんな思いをするとわかっていたなら、もう二度と（不妊治療を）させる事はなかったのに！」と悔しがっていた。

皮膚粘膜眼症候群という病気は、医学的にも、非常に解明の難しい性質のものだと聞く。原因も限定できないのだそうだ。しかし、その要因となる可能性のある事柄に、疑問を抱くのは、ただ単に、勉強不足の為だけなのだろうか。そして、それに対する二つ（O病院とT病院）の病院側の（異なる）対応の格差に、驚きを感じるのがおかしいのだろうか。加えて、私は、不妊症という神経質な病気を抱えているが、こうなった今、その治療を断念せざるをえないのだろうか。今まで、私の主治医であったY先生からは、医師会を通じて、「（Aさん夫婦とは）いままでも、そして、今後も、一切関係のないこととする。見舞金として三〇万円を渡すから（後略）」という内容の文面の和解書が届いた。私は、主治医から、意味のない見舞金はいただけないと思っている。医師が意味もなく、患者に見舞金をいちいち渡していたら、大変なことになるではないか。もし、それに意味があるとすれば、「手切れ金」ということろかもしれない。私は、不妊症の治療に通っていた、ただの患者の一人なのである。切に、わが子を望む女性という意味では、（現在も）なんら変わる事のないつもりなのだ。その治療が終わりなら〝終わり〟と、これ以上できないのなら〝できない〟と、医師の立場から、自分の患者に説明があって、しかるべきではないのだろうか。それとも、私にはもう、治療を受ける資格もないのであろうか。

現在も、私は婦人科で、子宮内膜炎という病気の治療を（他院で）受けている。（SJ症候群を治療して）退院後、その後遺症のために、病院通いが欠かせない状態なのだが、さらに、（SJ症候群の後遺症のほかに）新たな、かつてはなかった病気までが加わり、気の休まる時もない。そして、その原因が、すべて、SJ症候群にあるのでは……などと考えている自分を叱咤する日もある。こころを落ち着かせようと、（以前は好きだった）読書を始めても、点眼を欠かせない自分の両目に。気を紛らわせるために何かをしようとしても、醜いあざで覆われた、この肉体に。自分の意志とは裏腹の反応を示すこの身体に。今の私は、苦しんでいる。
せめて、精神の健康だけは保っていきたいという思いがあるからこそ、この胸に残る疑念を払拭したいと、切に願っている。そして、このような、無念な気持ちを一日も早く拭い去って、主人と二人の人生を、大切な家族と共に、将来は健康に過ごせるならば、と、最近、やっと考える事ができるようになってきた。

平成五年五月三一日付　A子さん自署

（文中の（　）内は、筆者が必要と判断し、本人の了承を得て加筆した）

参考：医療裁判の手続きと提出書類

【手続き】弁護士への相談→依頼→証拠保全→示談交渉→提訴→口頭弁論→被告尋問→原告本人尋問→鑑定意見書提出→鑑定→終結

【提出書類】訴訟の準備書面に始まる裁判記録には、原告に対する被告の医療行為に過失があるか否かを争点に、客観的かつ冷静な視点から法的な見解のみで、原告・被告双方の代理人（弁護士）による論争が綴られていた。原告側の証拠物件として提出した書類には、証拠保全により入手した原告の医療カルテ、直接法廷で証言するに至ってはいないものの、前述した山口医師、A子さんのいとこにあたる市原医師、また、知人のN医師などによる状況証拠の補足説明とその証言記録がある。

傷痕の変遷

今思えば、文中に記述のある、（当時は）身体に残っていたであろう後遺症も、私の見る限りでは誰も気づかないほどに回復し、現在の彼女からは想像すらできないほどだ。

A子さんが二〇年前に書き綴った心中に、私から何も問うことはなかった。もし、彼女が自ら〝それ〟を語ることができるならば、この資料を私に渡すことはしないだろうと考えたからだ。裁判記録には、後悔、懺悔、怒り、憤り、悲しみ、疑念といったあらゆる言葉で、当時の彼女が感じていたであろう心情を表現している。その頃の彼女が知る限りの言語を用いて、その苦しみを訴えたかったに違いない。表現しても、しつくせないほどの心中があったかもしれないのだ。おそらくそれは、身体に残る後遺症とはまた別に、こころに大きな傷跡を残していたはずだ。しかし、裁判を起こした当初はあったはずの「その傷」を、現在の彼女から感じることはできない。A子さん本人も、「今でも、後悔はしていない」と、確かに語っていた。その真偽のほどを、いまいちど確かめなければ、そう思った。

彼女はただ、時の流れに身もこころも委ねたわけではなかった。少なくとも、不妊治療中に起きた医療事故に対しては、自らその真偽を確かめるための裁判を起こしている。移りゆく歳月を、自らの意思でつかって生きてきたのだ。裁判所に提出した報告書に、「せめて、精神の健康だけは保っていきたいという思いがあるからこそ、この胸に残る疑念を払拭したいと、切に願っている」とあるように、また、前述した山口氏の著書にも、「身体に残る後遺症は一生消えないかもしれません。しかし、こころにだけは後遺症を残したくないのです」ともあるように、後遺症が残る身体とは別に、自身の内面にわき起こる疑念を払拭し、明日を生きるための裁判だったのだ。

やはり、二〇年という歳月は、彼女の身体とこころの変遷に必要な時間だったのだろう。

過去に起きた出来事を語ることを選ばなかったA子さんに、当時の状況やその際の心情を、いまさらながら、たずねることは避けたい。ときに、大きなトラウマとなる出来事や、ショッキングな事件に遭遇した体験を回想する作業は、その当事者にとって、苦痛以外のなにものでもない追体験にかかわる恐れがあるからだ。特に、話し手がその経験を、あえて話したくない場合や、時間の経過と共に、話さなくてもよくなった場合には、無理に聴きだそうとする行為そのものが、できた瘡蓋をはがすような結果に終わる可能性は否めない。ふさがった傷口を再び広げる行為にかかわる危険性があることには、注意を払わなければならない。今回のA子さんもしかり。用心深くアプローチする必要がある。こころの傷は外からは見えないがゆえに、丁寧かつ慎重に、焦点を定め、ぶれることなく、そろりと近づいていかねばならない。まずは、目の前にある資料の中から、当時のA子さんを知る手掛かりを探すことが先決だ。確か、裁判の終結までに、原告として意見を述べる機会は、冒頭陳述の他にもあったはずだ。それを探してみよう。

最終意見陳述

裁判の結審の前に、その機会は確かにあった。

先に結論をいうと、その後、裁判長より和解勧告が出され、被告側医師と医療法人に和解金額が提示されている。その金額は、原告側が求めた損害請求金額とはかけ離れてはいるものの、実質、「原告側の勝利」を意味する。厳密に言うと、勝訴判決が出たわけではないが、原告側の主訴が却下されなかった、つまり、訴えが認められたことになる。和解条項には、個人の医療過誤裁判では、異例ともいえる高額な和解金額が提示され、それに加え、原告がO病院に支払った医療費全額が返還されること、とある。

結審を目前に、約五年にわたる経過を闘い抜いたA子さんが、最後に法廷に提出した文章を、以下に紹介する。

甲第六五号証

私は来月三九才の誕生日を迎えます。丁度九年前、三〇才になった私は、「不妊」という病気を治療するために決心をして、勇気をもって専門病院の門を叩いたのです。

おそるおそる病院に足を踏み入れたその日から、私の生活は一変してしまいました。それからというもの、数年にわたって、長く辛い治療の日々が始まったからです。しかし、長年に及んだ苦しい不妊治療も、主治医の指導に忠実に通院した日々も、いま思えば、それなりに充実した時間ではあったと思います。その時期の私は、たとえ、どのような状況であっても、その胸中には常に、「これで子どもが授かるかもしれない」と、夢と希望を抱いていたからです。その思いは、不妊の治療に伴う、いかなる苦痛をも耐え忍ぶ、精神力を支えてくれました。

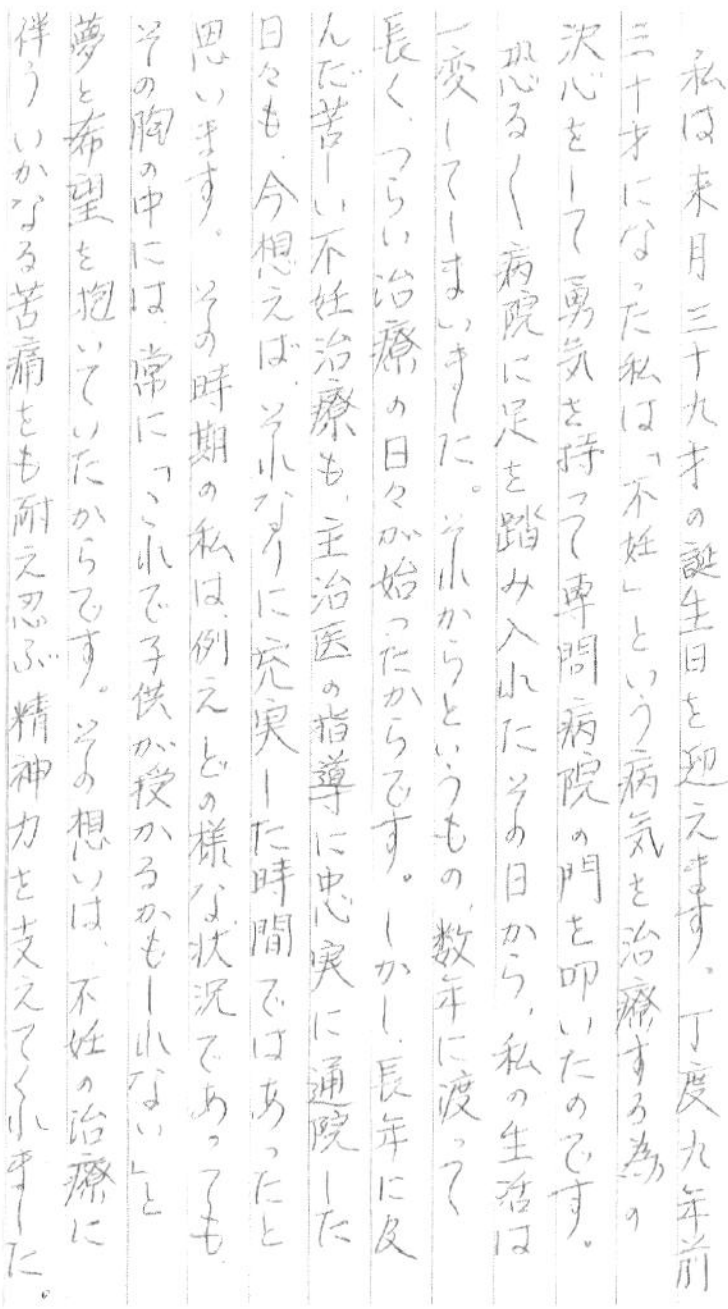
私は来月三十九才の誕生日を迎えます。丁度九年前三十才になった私は「不妊」という病気を治療する為の決心をして勇気を持って専門病院の門を叩いたのです。恐る〱病院に足を踏み入れたその日から、私の生活は一変してしまいました。それからというもの、数年に渡って長く、つらい治療の日々が始ったからです。しかし長年に及んだ苦しい不妊治療も、主治医の指導に忠実に通院した日々も、今想えば、それなりに充実した時間ではあったと思います。その時期の私は、例えどの様な状況であってもその胸の中には、常に「これで子供が授かるかもしれない」と夢と希望を抱いていたからです。その想いは、不妊の治療に伴ういかなる苦痛をも耐え忍ぶ精神力を支えてくれました。

実際に提出された文章

しかし、平成三年六月O病院で発症したSJ症候群という病気は、私の内にあった強い精神力も、夢も、希望さえも、粉々に砕いてしまったのです。本当に恐ろしい病気です。

　私を含めて、家族も周囲の人たちも、かつて見たことも聞いたこともない凄まじい症状でした。ある人は、その時の私のさまを、「まるで、一見して、原爆で被爆した人間と同じようだった」と語ってくれました。何も見えず、何もわからなかった私は、病を闘いぬきました。そして、その戦いで受けた傷は、あまりにも大きく、四年半を経過した現在も、身体じゅう、いたるところに、その傷痕を残し、さらにその傷はあまりにも深く、こころにまでも刻み込まれています。

ＳＪ症候群に対するこころの傷は、病院への不信感や、薬剤や治療への恐怖心といった形であらわれ、どこの家庭にでもある常備薬の服用にも、細心の注意を払っていますし、体調に不調を覚えた際にも、まず、病院の選択も限られた範囲の中でのものとなります。（ある日などは）意を決して、受診してはみたものの、「既往症」の欄に、ＳＪ症候群と書きいれると、二度ほど、投薬及び、治療自体を断られた事さえあるのです。このような事態は、今後も変わる事はないのだと、半ばあきらめています。

さらに、ＳＪ症候群が残した傷痕は、まだ、身体じゅう至るところにあります。現在の私は、一見して〝普通の女性となんら変わらない〟ように見えると思います。その外見からは、ＳＪ症候群が、どんなに恐ろしい病気であったのか、決して察する事さえできないと思います。しかし現実に、私は、あの病気を境に、別人のようになってしまったのです。

たとえば、現在でも、外出の折には、顔や首に残る（黒い）シミを隠すために、いつもより念入りに化粧をしなければなりません。以前は何よりの自慢だった、〝父親譲りの太く黒い眉毛〟は、もう、まばらにしか生えていませんし、まつ毛も薄くなりました。また、熱い夏はもちろんのこと、年間を通して、首から足の爪先まで、肌をすべて覆い隠すような衣服を選んで着用しています。

以前から私は、四季の中で、夏が一番好きで、海へプールへと、友人や家族、そして、愛する主人とよく出かけたものでした。しかし、この数年間は、水着を着用した事さえありません。素足で外出する勇気も出ないのです。その原因は、現在もなお、全身に残る、皮膚を覆い尽くす世界地図のような、黒いシミによるものです。

それらは、以前の私には無かったもので、いまだ消える事もなく、決して〝普通の女性の肌〟の状態ではありません。さらに、一部欠損した（ままの）手足の爪を、人目に触れる事の無いように、外出の際には、細心の注意を払っています。日常の、家族や友人との楽しい会話の途中でさえ、突然せき込んだり、自ら涙腋を十分補充できなくなった両眼には、常時点眼薬は欠かせません。現在も続く、眼科、皮膚科への定期的な通院も、おそらく、私の一生を通して日常のこととなるでしょう。そして、このような、日頃の細かなこころ掛けや、小さな苦痛も、それが度重なり、毎日のこととなれば、それは（やがて）大きな負担となり、普通の人々が当然のように送れるはずの毎日も、私にとっては、生活そのものに疲労を伴うのです。

九年前には、不妊治療のために通院を始めたはずでしたが、今は、ＳＪ症候群の後遺症の悪化を防ぐためだけに、限られた専門医がおられる病院へ、通院を繰り返しています。

その原因となり、さらに、ある意味では、私の運命を決定づけたともいえる、ＳＪ症候群の発症から、現在に至るまでの約五年間は、私にとって何十年にも感じられるほど、長く苦しい時間でした。そして、その間にうしなったものは、あまりにも多すぎて、すべては語り尽くせぬほどです。たとえば、具体的に一つの言葉にするならば、「人生に何度かチャンスがあるならば、私は、その中で、とても大きな、そして、最初で最後であったと考えられるチャンスの一つを失った」のです。

一般的に、女性の出産可能な年齢には制限があり、私は、そのタイム・リミットを、いま、まさに迎えようとしています。三〇才の誕生日と時を同じくして、その準備と治療にかかり、近年急速に発展を遂げている不妊治療の先端技術に、その身をゆだねた直後に、何らその成果をみないまま、現在にいたっているのです。

ひとくちに、不妊治療といっても、ただ〝身体の一部の疾患を治療する〟という意味以上のものがあるのです。それには、社会的にも、精神的にも、肉体的にも、複雑な問題や要素がからみ、強い意志と、忍耐と勇気を要する治療でした。そして、家族の理解と励ましを受け、経済的な問題などをすべてクリアしたうえで、健康な身体で受けるのが望ましい治療だったのです。

そのような治療を数年継続し、何ら成果が得られなかったのは、自らが望んだ試練ですから、仕方のないことと考えております。しかし、その後、子どもが授かるか授からないかは、時が来れば、いずれかの結果が得られるはずでした。あの、いまわしい病気さえ、発症しなければ、そして、発症と同時に、不妊治療にみる現代医学の高度技術をもって、早期に対応できておれば、その後の不妊治療に耐えられる体力・気力が今でもあったと思います。以前に可能であった治療が、今は不可能なものとなってしまいました。（それが）無念でなりません。

平成五年五月三一日付の報告書で、症状については詳しく書かせていただきましたが、その苦しみは、この世のものとは思えないほどでした。また、その苦しさは、O病院で入院中は何一つ癒されることはありませんでした。そして、その苦しみから生じた、いかなる疑念に対しても、病院からは納得できる返答を得られず、さらに裁判での病院側の回答内容も、満足できるものではありません。

たとえば、私は昭和六三年一一月が、O病院の初診であり、O医師の証言にあるような処置は、それ以前には受けたことがありません。また、SJ症候群に関しても、裁判開始以前に、直接本人から説明を聞いた際には、「その病名はきいたことがない。知らなかった」と答えておられたはずです。

当時の私は、医師を信頼し、我が身をゆだね、生命をも託していたのです。

現在、子どもを授かるだけが、人生のすべてだとは、もちろん考えてはいませんが、（それは）少なくとも、私に与えられた大きな選択肢だったのです。それ（その選択肢をもつこと）を継続する事さえ不可能になった今も、「なぜ？（こんなことになったのか）」と、問いかけずにはいられないのです。

判決を前に、私たち夫婦が、四年以上の間、問い続けてきた（待ち続けてきた）回答を、法廷で得られることを、嬉しく思っております。同時に、一人の患者が勇気を振り絞って投げかけた、小さな疑問の答えを、直接、その主治医から得られなかったことが残念でなりません。

コスモシン（抗生剤の名称：コスモシンは、A子さんの公判中、副作用による事故が相次ぎ、国内では製造販売中止になった）の投与が、私の治療に必要なものであったのか。SJ症候群（の発症）が、どうしても避けられないものであったのか。それを病院側が予見しにくい、見つけにくい特異な症状であったのか。（その際の）治療が遅れたり、当時や現在も（私の身体に）残る、肉体やこころの症状が、やむをえないものであったのか。裁判所の公正なご判断を仰ぎたいと思っております。

また、判決をいただいた後は、現在残されている、「私の人生の可能性」のいずれかを選択して生きていこうと考えております。

ありがとうございました。

平成八年四月一〇日　A子さん著名

以上が、四〇歳を目前にしたA子さんが、手書きで書いた最終陳述書である。

闘いの痕跡

預かった資料にひと通り目を通す作業には、結果として、膨大な時間と労力を費やすこととなった。しかもそれが、医療裁判の記録だったのだからなおさらである。法律用語の専門性もさることながら、医療裁判ともなると、日常的な用語の使用頻度が減少し、その分証言内容や医療事故が起きた際の状況説明などの記録は難解を極める。資料には、状況証拠など、A子さん夫婦が裁判に至る経過に始まり、その終結までの公判中、すべての証人尋問や証言記録が書き記されている。裁判所に申請された証人は、二名の原告を除き全員が医師であるため、その証言内容も当然専門性が高い。まるで、そこには、原告である〝A子さんという一人の女性〟の存在を無視するかのように、彼女に起きた病変とその医学的対応に焦点を絞り、詳細に語った記録がある。この内容を本人が直接聴いていたとしたら、怒りと羞恥心、そして、大きな憤りを覚えたのではないか、同じ女性として、そう感じずにはいられない内容であった。

一例をあげると、生殖医療領域の病態に対する医学的対応は、子宮内部や膣など、女性器を含む女性の生殖器官に対する処置がなされるのであって、当然ながら、証拠保全手続きを経て提出されたA子さんの当時の医療カルテにその争点がある以上、証人尋問の際に、たとえ部分的にであれ生殖に関わる記述が採用されるのは、しかたの無いことだろう。しかし、どう考えてみても、自分の婦人科医療カルテが、公開された法廷で読み上げられることを想像すると、決してこころ穏やかではいられないはずだ。ましてや、それが不妊を治療するという、できれば、誰にも知られたくない類の医療カルテなら、なおさらではないのか。

さらに、争点の中核となるSJ症候群の後遺症に至っては、生殖器官を中心とした病態が、今後原告夫婦にどういった支障をきたすのかも論点の一つとなっていたため、夫婦の性行為に関する質疑応答が、被告医師と原告代理人（いずれも男性）とのあいだに交わされている。訴訟は民事とはいえ、法廷は公開の場であり、その傍聴席には、関係者以外にも、本事件に関心を寄せる民衆がいたとしても不思議はない。つまり、限られた空間とはいえ、公共の場で〝夫婦の性〟に関する論争が繰り広げられたことになる。そのことを思うと、いたたまれない気持ちになる。

私が、そんな思いにかられたのは、その点に関してだけではない。彼女にSJ症候群の重篤な副作用が生じてから裁判の最終陳述までには、六年ほどの歳月が流れている。しかも、最終陳述の際に提

甲第三〇号証　大阪逓信病院皮膚科 入院処置投薬内容　作成者 調裕次
甲第二九号証の補足

甲第三一号証　セフェム系抗生物質製剤　コスモシン添付文書
「コスモシン静注用〇・二五ｇ
コスモシン静注用〇・五ｇ
コスモシン静注用一ｇ」　日本レダリー㈱　製造
（立証趣旨）・重篤な皮膚障害があらわれるおそれがあることが警告されていること
・用法は一ｇを一〇〇㎎に溶かして静注点滴すること
・血中濃度は一時間目をピークにして急速に低下すること

甲第三二号証　アミノ糖系抗生物質製剤　エクサシン添付文書
「エクサシン注射液」　旭化成工業㈱　製造
（立証趣旨）・コスモシンと　系列が異なること
・大腸菌、クレブシエラ属など感染症に適応すること

甲第三三号証　セフェム系抗生物質製剤　モダシン添付文書
「モダシン静注用」　日本グラクソ㈱　製造
（立証趣旨）・化学構造式（分子式）がコスモシンに類似し、同じ薬効を有すること
・用法は一日一～二ｇを二回に分けて静注すること
・難治性又は重症感染症には一日の量を四ｇまで増量すること
・ショック、過敏症を起こすことがあるので注意を要すること

甲第三四号証　最新「抗菌薬」一覧表　一九九三年五月現在
監修　日本抗生物質学術協議会
（立証趣旨）　コスモシンがグラム陽性菌、グラム陰性菌に適応するセフェム系に属する薬剤であること

ID（骨盤内炎症性疾患）であるからempiric therapyとして、推定起炎微生物に最も有効な抗菌薬を選ぶ。一般に軽症例を除き経口投与の対象は少なく、入院のうえ注射薬の投与を行う。急性症に比べ、難治性のもの、他菌無効例では第三世代以降の抗菌薬など強抗菌力、抗菌範囲の広いものを投与する。』と記述されている。

同証により、骨盤内炎症疾患に対し、経験的療法として、起炎菌の同定なしに抗菌薬が選択されていること、入院のうえ注射薬の投与を行うのが普通であること、第三世代以降の抗菌薬を選択する場合のあることを立証する。

乙第七号証

昆宰市、赤坂俊英「薬疹について」日本医事新報三五六八号
（平成四年九月）

同証では、多形紅斑型の薬疹の治療については、『薬剤を中止し、対症療法、解毒、補液、ときに全身にステロイド剤の投与も必要である。』と記述し、ＴＥＮ型の治療については、『補液、コロイド溶液による全身状態の管理、抗生物質による二次感染防止、ステロイドの全身投与が大切であり、局所は熱傷処置に準ずる。』と記述されている。

同証により、薬疹の治療として、補液（輸液）療法が有効であることを立証する。

乙第八号証

長野徹外「ステロイド全身投与なしに加療した薬剤性中毒性表皮壊死症（Ｄ－ＴＥＮ）の一例」
（皮膚科の臨床第三四巻第七号、一九九二年七月）

同証には、次のような記述がある。

『病態生理より考えられているＤ－ＴＥＮの治療は熱傷に準じた大量の輸液、電解質、コロイド液の投与などの全身管理に加えて、感染

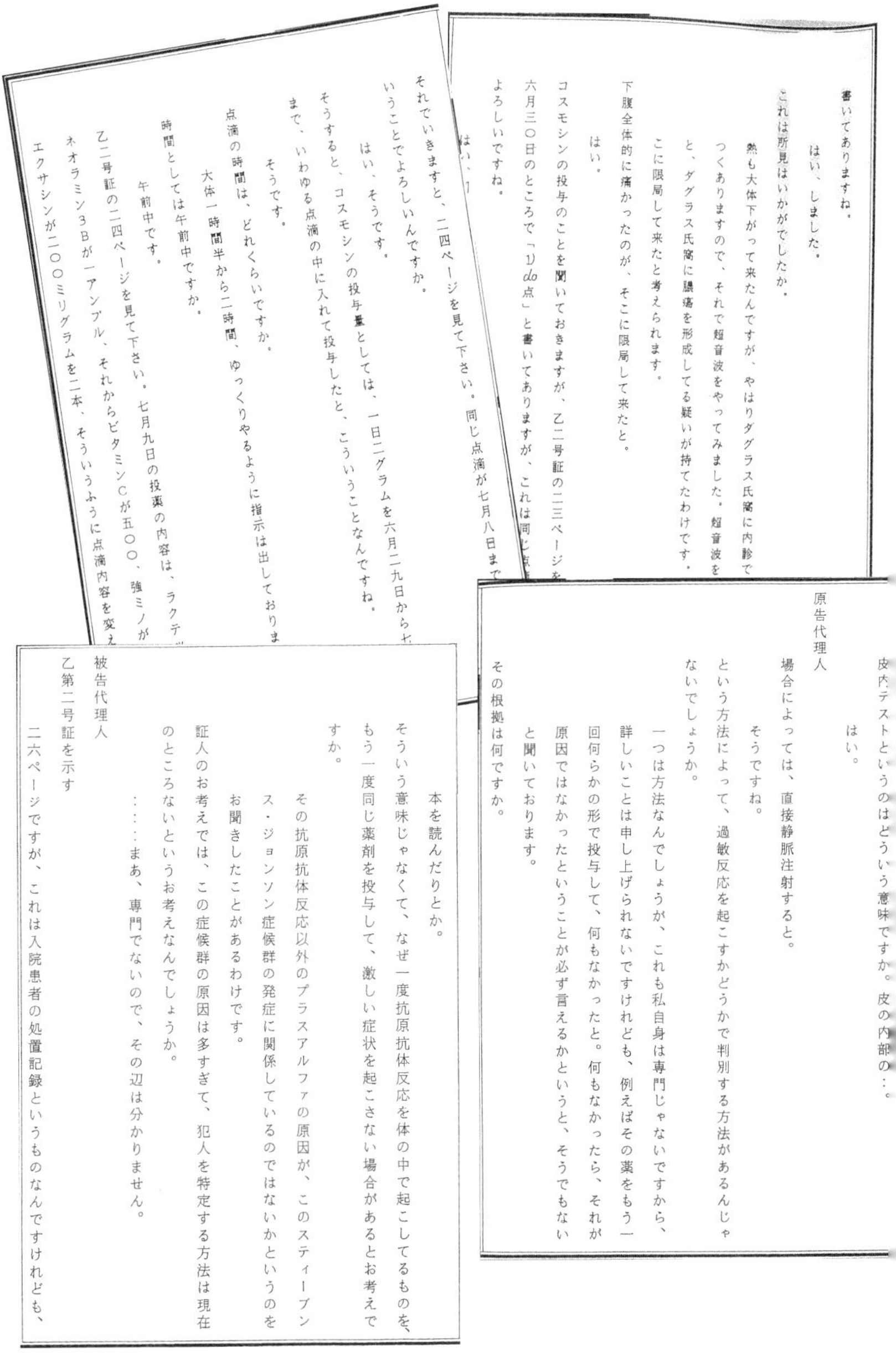
書いてありますね。

はい、しました。

これは所見はいかがでしたか。

熱も大体下がって来たんですが、やはりダグラス氏窩に内診で

つくありますので、それで超音波をやってみました。超音波を

と、ダグラス氏窩に膿瘍を形成してる疑いが持てたわけです。

こに限局して来たと考えられます。

下腹全体的に痛かったのが、そこに限局して来たと。

はい。

コスモシンの投与のことを聞いておきますが、乙二号証の二三ページを

六月三〇日のところで「1) do 点」と書いてありますが、これは同じ

よろしいですね。

それでいきますと、二四ページを見て下さい。同じ点滴が七月八日まで

いうことでよろしいんですか。

はい、そうです。

そうすると、コスモシンの投与量としては、一日二グラムを六月二九日から七

まで、いわゆる点滴の中に入れて投与したと、こういうことなんですね。

そうです。

点滴の時間は、どれくらいですか。

大体一時間半から二時間、ゆっくりやるように指示は出しておりま

時間としては午前中ですか。

午前中です。

乙二号証の二四ページを見て下さい。七月九日の投薬の内容は、ラクテッ

ネオラミン3Bが一アンプル、それからビタミンCが五〇〇、強ミノが

エクサシンが二〇〇ミリグラムを二本、そういうふうに点滴内容を変え

皮内テストというのはどういう意味ですか。皮の内部の……

はい。

原告代理人

場合によっては、直接静脈注射すると。

そうですね。

という方法によって、過敏反応を起こすかどうかで判別する方法があるんじゃないでしょうか。

一つは方法なんでしょうが、これも私自身は専門じゃないですから、詳しいことは申し上げられないですけれども、例えばその薬をもう一回何らかの形で投与して、何もなかったと。何もなかったら、それが原因ではなかったということが必ず言えるかというと、そうでもないと聞いております。

その根拠は何ですか。

本を読んだりとか。

そういう意味じゃなくて、なぜ一度抗原抗体反応を体の中で起こしてるものを、もう一度同じ薬剤を投与して、激しい症状を起こさない場合があるとお考えですか。

その抗原抗体反応以外のプラスアルファの原因が、このスティーブンス・ジョンソン症候群の発症に関係しているのではないかというのをお聞きしたことがあるわけです。

証人のお考えでは、この症候群の原因は多すぎて、犯人を特定する方法は現在のところないというお考えなんでしょうか。

……まあ、専門でないので、その辺は分かりません。

被告代理人

乙第二号証を示す

二六ページですが、これは入院患者の処置記録というものなんですけれども、

証人尋問のやりとり

出したA子さんの陳述書には、その時もなお重篤な後遺症が残っており、日常生活に支障をきたしている、との記述がある。つまり彼女は、後遺症と闘いながら、さらに、法廷でも闘っていたこととなる。二重の苦痛を味わっていたわけだ。後遺症を抱えつつ、医療者でも法律家でもないA子さんは、専門家たちが繰り広げる質疑応答を、どんな思いで聴いていたのだろうか。そう思うと、今度は彼女を痛ましくさえ思う。

それともう一点。どうしても、A子さんに確認したいことがあった。当時、彼女が手書きでしたためた最終陳述書の一文にそれはある。彼女はその末尾を、「（前略）判決をいただいた後は、現在残されている、「私の人生の可能性」のいずれかを選択して生きていこうと考えております」と結んでいる。公判の冒頭提出した甲第二八号証には、「（前略）このような、無念な気持ちを一日も早く拭い去って、主人と二人の人生を、大切な家族と共に、将来は健康に過ごせるならば、と、最近、やっと考える事ができるようになってきた」とあったのだ。この二つの文章を対比させてみると、A子さんの思いが、大きく変化していることに気づく。裁判が始まった頃、彼女は、「主人と二人の人生を、大切な家族と共に、健康に暮らす」ことを願い始めていた。しかし、裁判の終結を迎えた頃、彼女は、「現在残されている『私の人生の可能性』のいずれかを選択して生きていこう」と結んでいる。

「二人の人生を生きる」ために始まった裁判が、その終結を迎えたころには、「『私の人生の可能性』を生きる」ための闘いにかわっていたのだ。この「違い」だけは、彼女に直接確かめなければならない。自ら作成した文章に、彼女が気づいていないはずはない、そう推測する。彼女が私に、〝知ってほしい〃と手渡した資料も読み込んだ。しかし、これだけで、彼女の語りたかった過去を、すべて知り尽くしたとは考えていない。とはいえ、たとえ一片であっても、いま、それを知った私に、彼女は何を語ってくれるのだろう。聴きたい衝動にかられる自分に、「それを語るか否かは、彼女自身が決めることだ」と自戒する。彼女の資料を読み終えた〃今の気持ち〃をそのまま伝え、気負わず、こころを静寂に保ちA子さんの前に佇めばいい、自分にそう言い聞かせ、はやる気持ちを抑えつつ、面会希望の旨を伝えた。

ひとくちメモ

面接場面で必要に応じ、話し手の話を、聴き手が要約し明確化することをフィードバックと呼ぶ。その目的の一つに、話し手の主訴の確認がある。その際、聴き手の反応（たとえば、何を理解し、何が分からないか）を伝えることで、互いの認識や、引き続き展開する関係への合意を確認することが可能となる。面接関係で起きるこのような〃やりとり〃には、聴き手が常に話し手の話に傾聴し、受容し、共感することがその前提となるが、その際、私ならばこうするとか、私にはそう思えない・できない・許せないといった、聴き手の否定的な主観が入ってはならない。「聴く」際に必要な、傾聴・受容・共感する聴き手の態度は、常に、客観的・社会的・観察的といった多面的な視点で、援助者として、必要に応じた柔軟な発想と、〃話し手にはない思考〃が役立つ場合が多い。

フィードバック

しばらくぶりの面会であった。よほど急いだせいか、せき込みながら入室するA子さんをみて、以前より、もっと身近な存在に思えたのはおそらく私だけではなかったのだろう。

「ごめんね！　遅くなっちゃって」。

着ていたコートを素早く脱ぎながら、彼女は以前にもまして、気軽にひとこと詫びを入れた。そのあといつもの椅子に、ドスンと音をたて深く腰掛け、ふぅ～！　と、声に出して大きく息を吐く。その様を、黙って見つめていた私の視線に気がついたのか、にっこりと、久しく見る事のなかった満面の笑みを浮かべた。多少緊張気味に、彼女の来室を待っていた私は、その笑顔に充分に応えるだけの笑顔を返す。久しい再会をとても嬉しく思えたからだ。まるで、旧知の親友にやっと出会えたような、ほっとした感覚がある。

互いに挨拶をかわし、「その後、いかがでしたか？」と、いつも継続面接の冒頭にかける言葉を口にすると、A子さんは、その言葉を待っていたかのように、口火を切って話し始める。

「本当は、あのあとずいぶん悩んだのよ」。何を？　と、思わずたずねそうになるのをこらえ、ただうなずく。

「そう……あなたに、〝あれ〟を渡して良かったのかなぁ、って。いきなり、裁判記録を渡されて、困っているんじゃないのかなぁ、って」。

A子さんは、渡したことを後悔しているわけではなかった。〝受け取った私〟を気遣い、困惑していたのだという。

話し手が聴き手を気遣ったり、聴き手の反応を気にしたりすることが、面接場面にはよくある。経験上では、そのほとんどが、「聴き手が話を理解できているか否か」、または、「話をする自分をどう思っているのか」、「自分の考えは間違っていないか」など、話し手が、聴き手の反応を確認したい場合が多い。ラポールが形成された両者の関係を〝失いたくない〟と話し手が考え始めた際や、聴き手の力量を確かめる試し行動でもある。

このままではいけない、そう気付いた瞬間、私の口が反射的に開いた。

「大丈夫です。反対に、私としては、こんな貴重な資料をよく開示してくださったなぁと、感慨深い思いで読み続けていたのです。そして、あらためて思うことがありました。それは、これまでの人生を生き抜いたA子さんの〝生きていく力〟のすごさです。資料を拝見しただけでも、その時A子さんの身に起きた〝事の重大さ〟を知ることができました。それは、おそらく、想像を絶するほどの苦しみを伴っていたであろうこと。その出来事は、誰もが予想できなかったであろうこと。そして、それがA子さんの不妊治療の結末だったのだろうということ。資料を読みながら、私の中でいろんな思いがグルグルとめぐっていました。その中で、私が最も気がかりに思ったのは、それを体験したA子さんの〝思い〟です。そもそも、子どもがほしいという理由で始めた不妊治療が、結果として、生死の境をさまようほどの重篤な症状にまで至ったのですよね？」。

　あっけにとられたように、〝語りはじめた私〟を眺めていたA子さんは、無言のまま頷く。その頬がこころなしか赤く高揚していることに気付いたものの、そのまま話し続けることにした。

聴き手が語る時

「勿論、A子さんにとっても、また、ご家族にとっても、想像だにできない事件だったと思います。そして、その後、後遺症を抱えた状態で臨んだ医療裁判を五年も……。A子さんが、どういった思いで裁判に臨んだのかは、訴状にあった陳述書を読みました。そのことを含め、そこから長い裁判の期間中、どういう思いで過ごされたのか、そして、その後、その思いを抱え、どのように生きてこられたのか、とても気がかりでならないのです。理由は、裁判冒頭の訴状にあった陳述書と、裁判終結直前の最終陳述書に書いておられた、〝A子さんのそれぞれの思い〟にあります。書面には、裁判を始めたころのA子さんの思いと、五年という歳月をかけて裁判を闘い抜いた後のA子さんの思いがありました。いま、その二つの書面にある〝気持ちの変化〟を、確かめずにはいられない私がいます。A子さんの体験は、私にとって、とうてい考えが及ばない出来事ですし、お恥ずかしいことに、想像すらできません。〝単なるアクシデント〟では済まされないし、〝それも運命だった〟という言葉では簡単には括れない、そう思うのです。それと……あの裁判記録の中の証拠写真に写っているA子さんからは、誰も現在のA子さんを想像できないはずです。あれほどむごい症状のA子さんをみて、正直、私は思わず目をそらしてしまいました。ごめんなさいね、こんなこと言って……いけないとわかっていても、その頃のA子さんを思うと、かわいそうで涙を流さずにはいられなかった。そのことを、最初に謝罪させてください」。

一気にそこまで話し終えると、いつの間にか涙を浮かべ、肩で息をしている自分があった。ドキドキと心臓も波打っている。この分だと、おそらく話の終盤はいつもより幾分声も大きかっただろう。いつになく、感情が高ぶっていることに気づく。そのせいか、今は無精にA子さんの返事がほしかった。思いのほか、必要なフィードバック以上に話過ぎた懸念もある。しかしながら、今はそれでいい、とも思う。すべてをみせてくれたA子さんに対して、一切駆け引きの無い、私の胸のうちを差し出したかった。

一秒が長く感じる。〝なんでもいい、私が投げかけた言葉に反応してほしい〟、こころの中で、そう叫んでいた。瞬きもせずじっと彼女を見つめる私の目が、間違いなくその胸中を語っていたに違いない。私はただ、彼女のことばを待つしかなかった。

第12章　あの日

「ありがとう」。

ぽろぽろと、ことばが、彼女の口からこぼれおちた。

「うまくいえないけれど、ほんとうに、ありがとう」。

はにかんだ笑みを浮かべ、涙がひとすじ頬をつたう。

「よかった……ほんとうに、あなたに読んでもらって、よかった……」。

自分に言い聞かせるように、安堵の表情でそうつぶやいた彼女を確認し、ほっとする。共に泣き・笑う、互いの顔がおかしくて、思わず同時に声を出し「フフッ」と笑みをかわした。

「これで、やっと〝私の話〟ができる」。

A子さんは、そう明るく言い放ち、間髪を入れず語り始めた。

「一・一七」のつめあと

「あなたが指摘した、裁判の〝初め〟と〝終わり〟に、私が書いた文章のことだけど」。これまでに、耳にしたことの無いA子さんの声色だ。事務的で、ある意味、厳しい口調にも聞こえる。思わず身が引き締まる思いがした。

「おそらく、そのことについて話すことが、〝あなたに聴いてほしかったこと〟につながるような気がする。きっと、それが、〝私が言いたいこと〟なのかもしれない、とも思う。勿論、話してみないとわからないけれど」。

聴きながら、顔がこわばり、緊張しているのが自分でも分かる。私の様子を察してか、A子さんは、少しだけ笑顔を見せた。

「あの裁判が終わるまでは、確かに、私には家族があったの。いま思えば、夫がいて妻がいる、みたいな典型家族。義理の関係だけれども、それでも家族で。そこには嫁姑の確執や、小姑と呼ばれる義理の姉妹もいたわね。たまに、実家に里帰りすると、羽を伸ばして両親に甘えることもできたし……良いことも、そうでないことも、ぜ〜んぶまとめて、カ・ゾ・ク、みたいな、典型的な家族だったと思う」。

ここまで話すと、彼女は一旦話を切った。次に、神妙な顔つきで、ゆるりと椅子を引き寄せ、持参したペットボトルで喉を潤す。「あの裁判の最中に阪神淡路大震災が起きた。今から一七年前に起きた大地震よ。知ってるでしょう？　あの日、一月一七日の早朝、自宅で休んでいた時のことだった。カレと二人で、散乱した部屋から思わず外へ飛び出すと、道路が盛り上がり通行不能になっていて、部屋に戻った。自宅マンションにも亀裂が走り、水道・電気・ガスすべての生活機能がストップしたわ。幸い建物の倒壊は免れそうだったので、余震の中、携帯で互いの家族の無事を確かめた。忘れてはいけないし、忘れられないほど恐ろしい思いをしたわね、あの時は。みんなそうだったと思う。震災を経験した人たちが、みんなそうであったように、私たち家族も全員、震災の被災者だった。たくさんの方々が犠牲になった中で、命が助かっただけでもよかったね、って、直後は家族で喜びあってたんだけどね……実は、本当に大きく揺れたのは、そのもっとあと。ずいぶん時間がたってからだったのよ」。

何も言わずに首をかしげ、瞬きを繰り返す私の目は、彼女を食い入るように見つめたままだ。

「あ、揺れといってもね、地震の揺れじゃないのよ！　もちろん、家業や他にも、それぞれに地震の膨大な影響も受けてみんな大変だったし、実際に、その後の余震もずいぶん長い間続いていたんだけど、その揺れじゃぁなくて……そうね……強いて言うならば、〝私に起きた二次災害〟、とでもいうのかしら？　〝その揺れ〟が原因で、家族に亀裂が走ったの」。何か質問はない？、とでも言いたそうな、確認する視線を感じた私は、急いで首を横に振る。いまは話を遮りたくない。

「あの頃は、みんなほんとうに大変だった……家族を失った友人や、住む家を失った知人などに、できる人が、できるだけの支援を心がけていたわね。私もカレも、同じ思いだったと思う。一時期などは、もう、裁判どころじゃない、って感じ。そんな時……」。

ことばが詰まり、一瞬すべての動きが止まったかに思えた。息をすることさえも忘れた瞬間だった。A子さんの目が、私からそれた。

「私」に起きたこと

「震災後、復興に皆があくせくしていた時、一人の女性が、カレに助けを求めたの。カレが時折、夜の接待で利用していた飲食店で働いていた女性だったと、あとから聞いた。被災地の中心部で一人暮らしをしていたらしく、その近辺の取引先に支援物資を届けに行くついでに、何かと援助していたらしい。その辺りの話までは、元々何でも話す夫婦だったし、男性・女性関係なしに互いの交友関係はオープンだったので、情報として知っていた。〝こんなときだから、助け合わなきゃね〟、って話もしていた。でもね、その後……といっても、まだ半年もたたない時期のことなんだけど……実は、カレがその女性と関係をもち妊娠したことを、カレから打ち明けられたの」、思わず全身が硬直した。握りしめた両手のこぶしに汗がにじみ、爪が手のひらに食い込み痛い。同時に、ひやりとした感覚が額に走る。それらは、いま、私が冷静さを保つために必要でもあった。自分でも気づかぬうちに結んだ唇をかみしめていた私は、微動だにせず、彼女の次のことばを待った。「ショック……だけでは済まされない、もう、言葉にはできないほどの衝撃だった。一瞬、目の前のカレが〝何を言っているのか〟分からなかったし、それが〝どういうことなのか〟も全く理解できなかったと思う。ほら、よく言うでしょう？　〝一瞬、アタマノナカガ真っ白ニナル〟って。そんな感覚だったわね〜」。

凍りついたまま、一言も発することができない。奇しくも、聴き手の私自身、何も反応できない状態にあったと思う。

「ごめんなさいね、こんな、ドロドロした話で……」。

そらした目線は、いつのまにかこちらへ向かい、様子をうかがっているようだ。フィードバックもなく、見るからに緊張した様子の聴き手を気遣い、反応を確認しているのだ。咄嗟に、アイコンタクトで了解のメッセージを送り、あらためて気を取り直し、姿勢を正す。せめて、「大丈夫です。安心してお話しください」のひとことを伝えたい。しかし、気持ちとは裏腹に、その時私にできたことは、ぎこちない笑顔で、まるで子どもがイヤイヤするように首を左右に振るのが精一杯だった。

「ありがと……じゃぁ、話を続けるわね？」。あわてて、左右に振っていた首を縦に振る。すでに、話の主導権は話し手にあった。

「そう、少なくとも、私にとっては、単なる〝夫の浮気話〟や、〝夫が家庭の外に子どもをつくった話〟では済まなかった。場所は、時折二人で宿泊するお気に入りの常宿だったんだけれど、話を聞いた後は、息苦しいというか、息ができなくなって……もう何も考えられなくなってしまい、それ以上話すこともできず、夜中なのに部屋を飛び出し、車を運転し一人で自宅へ戻ったの。その夜の記憶は定かではないわ。いったい、どの道を通って、どんな格好で帰宅したのかもよく覚えてないの。よく無事に帰れたなぁって思うほどよ。ね、変な話でしょ？　ただ一つ覚えているのは、身体の震えが止まらなかった、ってことだけ。ハンドルをもつ両手が震えて、身体中から汗が噴き出して……さむくて、さむくて、初夏だというのに、歯がガチガチ音を立てて震えていたのを覚えてる。そうね……大震災に遭遇した時よりも、震えていたわね。そう、こんな風に」。

彼女は両手を差し出し、広げた手のひらを、でんでん太鼓を振るように振って見せた。それから、じっとみつめる私の目線を捉え、笑いかける。

「ね？　すごいでしょ？　でも、決して、大袈裟じゃぁないのよ。本当に、こんな感じで、身体中が震えていたの。それがしばらく続いたかなぁ……まぁ、それから一〇日間ほどは、私にとって地獄の日々だった。少しオーバーに聞こえるかもしれないけど、その時の私にとっては、そうとしか思えなかったのよね。まぁ、あれ以上に辛かったことはないと、今でもいえるほどだから、余程だったと思う」。

話し始めた頃は、開いた口から洩れることばは重く、静かだった。しかし話が進むごとに、徐々に、普段のA子さんの軽快な口調が戻り、表情も豊かになりつつあった。逆に、私にとって、彼女の話はあまりにも衝撃的で、返すことばも、どう反応してよいかもわからない状態が続いていた。私は、自身の五感にたよより、その反射に身を任せることにした。

「ホント言うとね……その一〇日の間に、私はもう〝いらない人間〟なんだ、って考え始めてた。

子どもも産めないカラダでは、生きている資格がないんだって。その女性がカレの子どもを産んだら、私はきっと邪魔になる。自分は死んだ方が、みんなの為だって。いま考えると、自分でも怖いくらいの発想なんだけど、でも、その頃の私には、そうとしか思えなかったの。〝産めない子宮〟が自分の身体の中にまだ残されていることさえ、耐えられなかった。自分一人では昇華しきれない悲しみや怒り、そして孤独感にとらわれていたから。でも、今ならわかる気がする。自分が自分でなくなるとか、自分を見失うという感覚が。たとえ、不妊治療の結果、医療事故に遭い、裁判の公判中であっても、大震災で大変なことになっていても、カレと二人なら頑張れたし、どんなことがあっても平気だと思っていた。子どもがいなくても、私は〝一人の女性として〟充分幸せだったし、不妊治療していることで、まわりのみんなが私の努力を認め、不妊であることを許してくれていたような気がしていたのね。そのことを知るまでは。その女性の存在を……ん？　ちょっと違うな……ああ！　そうだ！　他の女性が〝カレの子どもを産む〟と知るまでは、よ！　だって、それは、ずっと私が〝自分の命をかけて願い続けていた〟ことだったんだもの。それが、一番辛かったのよね……きっと。そこから自分を取り戻すまでは、容易ではなかった。特に、それを知った直後はね。しばらくは、そうねぇ……少なくとも、その地獄の日々？　の間、昼も夜も、ずっと泣き続けていたくらいだから。そう、まったく眠ることができなかったの。きっとその時に、もう、一生分の涙を流したかもしれないわね〜。食事ものどに通らず、一睡もできなかった。一切何も手につかず、ただ泣いてばかり……今でも、思い出すと、ちょっと辛いかもしれないわね。というか、その頃の自分を〝かわいそうだったな〟って、最近、やっと思えるようになってきたかな？　う〜ん……ちょっと違うかもしれないなぁ。ああ！　そうよ！　たった今、話しながら、既にそう思えるようになっていたんだって、わかった気がした」。

それまでに、彼女のことばは何度か途切れていた。なのに、やはり何も返せてはいなかった。話の途中、「そんな……」とか、「えっ⁉」といった、相槌とはいえないほどの感嘆句をはさむだけが精いっぱいだったのだ。考えが脳裏に浮かぶ間にも、沈黙の時が流れる。「えっと……でも、どうやって……」、しどろもどろに発した私のことばを、まるで何も聞こえなかったかのように、彼女が勢いよく遮った。

関係性にみる本質

友

「その話を聴く前、もちろん震災の後だけど、私は積極的に避難場所になっていた母校の体育館に支援物資を運んだり、仲の良いご近所の友人たちと共に支援活動に精を出していたの。それが、ある日を境に、突然連絡を絶ったもんだから……特に仲が良かった友人たちが心配して、私の安否を確認し始めた。玄関のドアをたたいたり、留守電にメッセージを入れたりしてね。それでも何も反応がないので、終日カーテンを閉じたマンションの自宅へ、ベランダを乗り越えて訪ねてきてくれたり……ほんとに、ありがたかった！　実はね……さっき話したと思うけれど、その頃、これ以上生きていくのが辛すぎて、どうやって死のうかと考えていた時期が、一瞬だけどあったの。ある日、自分の下腹部を刺すつもりで包丁を握っていたら、突然友人が訪ねてきて……。もし、あの時彼女が訪ねてこなかったら、今の私はなかったと思う。悲しみを誰にも言えず一人で抱えていたし、自分の身体を恨んでもいた。苦しくて、生きていることを忘れたかのように、ただ泣き続けていた私は、彼女たちに救われたようなもの。医師をしている友人女性は、触診で〝不整脈が出ているから〟と、即刻入院の手続きをしてくれた。一番親しい友人は、毎日、一日に何度も電話をくれたり、顔を見るためだけに連日訪ねてくれたり……入院して分かったことなんだけど、飲まず食わずで一〇日も過ごしたので、脱水症状と不整脈を起こしていたらしい。診断は、『心因性のショック状態』だったと聞いた。ほ～んと、ひどい話よね。もう二度とあんな思いはしたくない！　というか、この歳ではしたくてもできないけどね！　でも、友達って、本当にありがたいと思った。日常の中で築いた人間関係だけど、何かが起きた時には、生活する周辺の人間関係がとても大事だということ。震災の時もしかり、私に起きた一大事のときも、みんなに助けてもらった。彼女たちには、今でも感謝を忘れてはいないのよ」。

ここまで話すと、A子さんは椅子の背に身体をゆだねた。肩を落とし、身体の力が抜けたようにゆるやかに微笑んでいる。その様子が少し満足げに映るのは、気のせいではないだろう。身体の緊張が多少解けたせいか、二人とも、ぽろぽろと涙が止まらなくなっていた。しかし、互いの顔には、どこかほっとした様子が浮かんでいる。

「少し休みません？」。

そう声をかけたのは、A子さんだった。

夫　婦

時間を決めていたわけではない。部屋に戻ると、陽だまりの中で、机に投げ出した両腕に額を乗せ、彼女が気持ちよさそうに目を閉じている。その表情からは、誰も、先ほど語った人生をうかがい知ることはできないだろう。私には、彼女にたずねたいことがさらに増えていた。しかし、それが彼女の語りたいことと一致しないのならば、いたしかたのないことだ。この空間は、彼女がつくり上げるものなのだから。そんなことを考えていた私の視線に気がついたのか、A子さんは、おもむろに起き上がり、壁にかかる鏡の前に立つ。少し乱れた髪を両手で整え、鏡越しに映る私を横目でチラとみた。振り返った彼女の顔には、いつもの笑顔が戻り、その目は、「さぁ、仕切り直しよ」と私を誘っていた。

「えっと、さっきはどのあたりまで話したかしら?」。

先ほどの話を、時系列に沿って整理しながら、かいつまんで要約する。途中からは、彼女も思い出しかけたのか、そうだったわね〜、と相槌が入った。要約の最後には、「A子さんがご友人に支えられて、最も辛い一〇日間を過ごしていた時、ご主人はどうされていたのですか?」と尋ねてみた。

「そうだったわね。カレのことはまだ話していなかったっけ。そう……その夜、カレが私に言ったのは、『君と離婚する気はない。でも、その女性は子どもを産むと言っている』という内容だった。

それを聴いて、動揺してしまったの。婚姻関係が何も変わらないのであれば、それはそれとして、割り切るというか、ある意味、開き直ることもできたと思う。私がショックを受けたのは、その女性はどうでもよくて、カレの子どもが産まれる、という事実だったの。もちろんその時は、まだ産まれてなかったけれど、私にとって、産むのはアカノ他人であっても、産まれてくる子どもは、夫の子どもでしょう？　そこが苦しさの原点だったの。だから話を聞いた次の日からも、互いを拒否することはしなかった。普通のサラリーマンではないので、夜は遅かったけれど、いつものように仕事を終えて毎日帰宅していた。でも、自宅では連日、私が一睡もできない状態で泣いてばかりいて、いつものような会話ができなかった。今から思えば、多分、とりつくしまがなかったと思う。二人の関係はぎくしゃくするし、私の友人や、カレの友人たちでさえ、私の味方をしてくれていたので、カレの身の置き場もなかった。弁護士の先生からは、次回公判日の連絡も入ってくるしね。当然のように、日常生活を普通に維持することが難しくなっていた。それからしばらくして……え〜っと、二、三カ月後位かな。信頼する友人から、『その女性と一度直接話をしたほうがいい』とアドバイスをもらった。もちろん、カレにも話したわよ。そして、その友人同伴で、その女性に会いに行ったの」。

確か、私は、ご主人のことを尋ねたはずだった。夫婦として、どういった関係性の変化があったか、が気になっていたのだ。しかしA子さんの意識では、〝夫婦関係に起きた問題〟とは捉えてはいなかったのかもしれない。彼女はその時すでに、〝子どもの存在ありき〟の解決に向かっているように思える。私は、そのまま聴き続けることにした。

第三者の介入と策略

「その女性（Mさん）の住まいは、ある人が私に教えてくれた。そのひとは、共通の知人で、カレの身近にいた人だった。もっとも、私が知りたくて得た情報ではなかったけれどね。親切心からか、同情心からか、今となってはどちらでもいいけれど、とにかく、よかれと思って教えてくれたことは間違いない。丁度その頃、苦しむ私を、みるに見かねた友人が、『思い切ってその女性と会い、今後の身の振り方を決めたほうがいい』とすすめてくれたの。Mさんに会うことは、私にとってとても勇気がいることだったのよ」。

ここまで話し、ちょっとタイムね！　と声をかけ、大きく背伸びをしながら深呼吸をしたのち、彼女は再び話し始めた。

「先に、その時の状況を説明するわね。Mさんが住んでいたのは、カレの実家のすぐ近くの賃貸マンションだった。短い時間だったけど、友人と私、そしてMさんの三人で話をした。初めて会うMさんは、大きなお腹を抱えていた。辛かったなぁ……不妊治療をしているとね、妊婦さんや赤ちゃんをみるのも辛くなるときがあるのよ。おそらく、出産日が近かったんだと思う。ねぇ、目の前の女性のお腹のなかに、自分の夫の子どもがいるなんて……想像できる？　私は今でも、〝きっとあれは悪い夢をみたに違いない〟って思うのよ。それくらい、非現実的だった。現実は小説より奇なり、とかいうけれど、本当にそうね！　まぁ、あれから年月がたち、今だから、過ぎたこととして、こうして思い出すことができるようになったからいいものの……こうやって、話ができるようになるまでには、ずいぶん時間がかかったわね～」。

この時、私の脳裏に浮かんでいたのは、二〇一一年インド在住の女性が、妻の同意なしに、夫である日本人男性の子どもを代理出産で出生し、子どもが一時無国籍状態にあったケースだった。

「私は、最初に友人と打ち合わせをしたとおり、できるだけ感情的にならず、最低限必要な話だけをした。その会話のなかで、一番印象に残ったMさんのコトバがあるの。それはね、『あの大震災があり、一人はイヤだと思った。奥さんは、病気で子どもが産めないと聞いていたから、ワタシが子どもを産んであげることにした。子どもを産んだら、カレも結婚してくれるだろうから』といったこと。話し始めた最初の頃だったんだけど、なんというか、あまりにも自分勝手で、母親になろうとする女性のことばとは思えなかった。反対に、それを聞いた友人のほうが、思わず〝なんてことをいうの!!〟って、声を荒げたかな。それまで、自分でも思った以上に冷静でいられた私も、さすがにそのことばには傷ついたわね。なんだか、宇宙人と話しをしている感覚というか……。ああ、この人には、ことばが通じないんだな、常識を踏まえた大人同士の話ができないんだな、って感じたかな。そんな風に考えだしたら、『そうか、カレは、この女性でいいんだ。子どもさえ生んでくれたらいいんだ』と思えてきて、なんだか、憑き物が落ちたようにスーッと楽になったの。怒りや悲しみ、それと、悔しさに加えて、当然のように、嫉妬もあったはずなのに、なんだか、胸のなかがスーッとして、『あ！　もういいや！』って気分になったのよね～不思議だった。そういえば、去年東北で起きた大震災の後、独身者の結婚願望が高くなったとか、家族の絆の大切さが強調されていたけれど、それを聞いたときは、〝どうか私と同じような目にあう人がいませんように〟って祈った。でね、そのあと、聞きたいことがまだ残っていたので聞いてみた。〝産まれた子どもに父親がなくてもいいですか？〟って。なんだか、変な質問よね？　でも、その時はまだ、私たちには離婚の話なんて出ていなかったし、カレも離婚する気はない、って言っていたから。ただ、私は、産まれてくる子どものことが気がかりでならなかったの。でも、Mさんは違った。『ワタシがカレの子どもを産むのは自由だ。奥さんには関係のない話。カレの親からも、ムスコの子どもを産んでくれ、っていわれた。だから、ワタシの勝手にさせてもらう』と、そこまで聞いて、私は自分の耳を疑ったわ」。

それを聞いた私までも、自分の耳を疑った。

義家族の規格

「もう予想は付いていると思うけれど、Mさんが住んでいるマンションはカレの実家のすぐそば、つまり、私たちの住まいより（カレの）実家に近い距離にあったの。もちろん、Mさんは元々被災地の中心部にいたらしいから、引っ越してきたわけよね。その引っ越しから、マンションの資金や生活費など、Mさんがカレの子どもを産むと決まってからは、義父母が面倒を見ていたらしい。おおよそは、私にMさんの情報を教えてくれた知り合いから聞いてはいたけれど、まさか、義父母から直接『ムスコの子どもを産んでほしい』と言われたことは知らなかった。その後、カレに確かめると、『妊娠のことを、最初におやじに相談したのが間違いだった』と言っていた。義母にも話を聞いたんだけど、『本人が〝産む〟というのだから、しようがない。私たちにとっては、内孫には違いないから』という返事だった。結婚して一五年ほど経っていたかしら、その間、義理でも、お母さん、お父さんと呼んでいた人たちからのことばよ。不妊治療しているときは、応援してくれていたし、その後、SJ症候群になり、その後遺症を生涯抱えて生きていかなければいけないことや、その裁判もまだ終結していないことも知っていたはずなのに……。もう、私は、この家族の一員でいることはできない。ううん、それ以上に、家族でいたくない、って真剣に考えるようになった。ああ、これが義理の家族というものなのか、と失望したの。その時の私は、まるで、ギリシャ神話の『プロクルステスの寝台』で休む旅人の気分だったわね。その家族にとって、規格外の人間だったんだから。そう、その家族の規格に該当したのは、Mさんだったのかもしれないわね。あら？　ごめんなさいね！ちょっと発言が過激だったかしら？」。聴き手としては、共感を超え、同調の域に入っていたのかもしれない。皮肉たっぷりに言ったつもりの「たとえ話」も、そう過激にはきこえなかった。A子さんは自分を旅人にたとえたのであって、決して誰かをプロクルステスにたとえたのではなかったからだ。しかし、このたとえ話には一理ある。A子さんの当時の義家族は、ギリシャ神話ほどではないにしろ、随分古い時代の家族形態を重んじる個人の集合体であったことは明確である。

受け継がれた家族概念

第9章「不妊と家族の相関関係」で示唆したように、家族の最高権力者として、その社主である義父は最も大きなパワーを保持していた。その結果、後継者である長男夫婦に跡取りが産まれない現実と、(偶然か否かは定かではないが) 長男の子ども (＝跡取り) を産もうとする女性が現れたという既成事実を踏まえ、「A子さんの同意なく、内孫を産むMさんを家族として迎え入れる」という、義父の決定が下されたのだろう。「A子さん夫婦の子どもの問題」に対する決定権は、やはり、家長である義父にあったのだ。本文では割愛するが、Mさんという女性が現れる以前にも、義父からA子さん夫婦に「子どもをもつことへの要請」が幾度もあったという。なかには、具体的な案件として、「海外から若い女性を呼び寄せ、A子さん夫婦と同居したうえで、その女性に跡取りを産んでもらう。その後は、その女性を乳母として雇用し、生活の面倒をみること」への打診も含まれている。世のフェミニストにとっては、聞き捨てならない話に違いない。

しかし、本エピソードの問題の本質は別にある。世代間に受け継がれた家族観や家族概念は、次世代のカップルに深刻な影響を与える、という点である。

たとえば、本ケースの場合、A子さん夫婦が決断した不妊問題解決への選択肢は、「不妊を治療すること」、つまり、不妊の医学的解決にあった。当時、通院する彼女には、過干渉とも思えるほどに義家族からの応援があったという。昭和ひとけた生まれの親世代からみると、次世代夫婦の選択を尊重し推奨していたことになる。ここまでは、A子さんの原家族、義家族共に、同じ方向にベクトルが向いていたに違いない。しかし、夫婦の選択肢は、当初の目的を果たすことなく、かわりに、医学的リスクを負う結果に終わる。しかも、後遺症という身体的リスクをA子さん個人が負う結末を迎えた。

この時点で、少なくともA子さんの夫と義家族とは、ある方向へベクトルを変えた可能性がある。それが、義家族の親世代から次世代へと受け継がれた家族観であり、血族の継承を最も重要とする家族概念であった。一方で、A子さんの原家族は、後遺症を負った娘の身体を案じ、「夫婦仲良く」というメッセージを親世代から次世代へ送り続けていた（これは、後に記述するA子さんの両親の語りで紹介する）。いずれの親世代も次世代へと、彼らが構築する新しい家族に大きな影響を与えていることが分かる。この場合、A子さんの夫が原家族から受け継いだ家族概念は、「子どもは血族を継承する象徴」であり、そのためには、夫の血を受け継ぐことが絶対条件であったのだ。対するA子さんには、「夫婦共に健康で仲が良い」とする家族観と、子どもはいないよりいたほうがいい、といった家族概念があったという。その前提で、不妊に悩む娘が不妊治療することを応援していた。それぞれの親世代から受け継いだ家族観と家族概念は、次世代夫婦の不妊問題に亀裂をもたらす形で表出したともいえる。本ケースにみる、世代間境界破りが一因となった次世代夫婦関係の崩壊は、不妊問題だけにとどまることなく、次世代を担うカップルの大きな課題でもある。

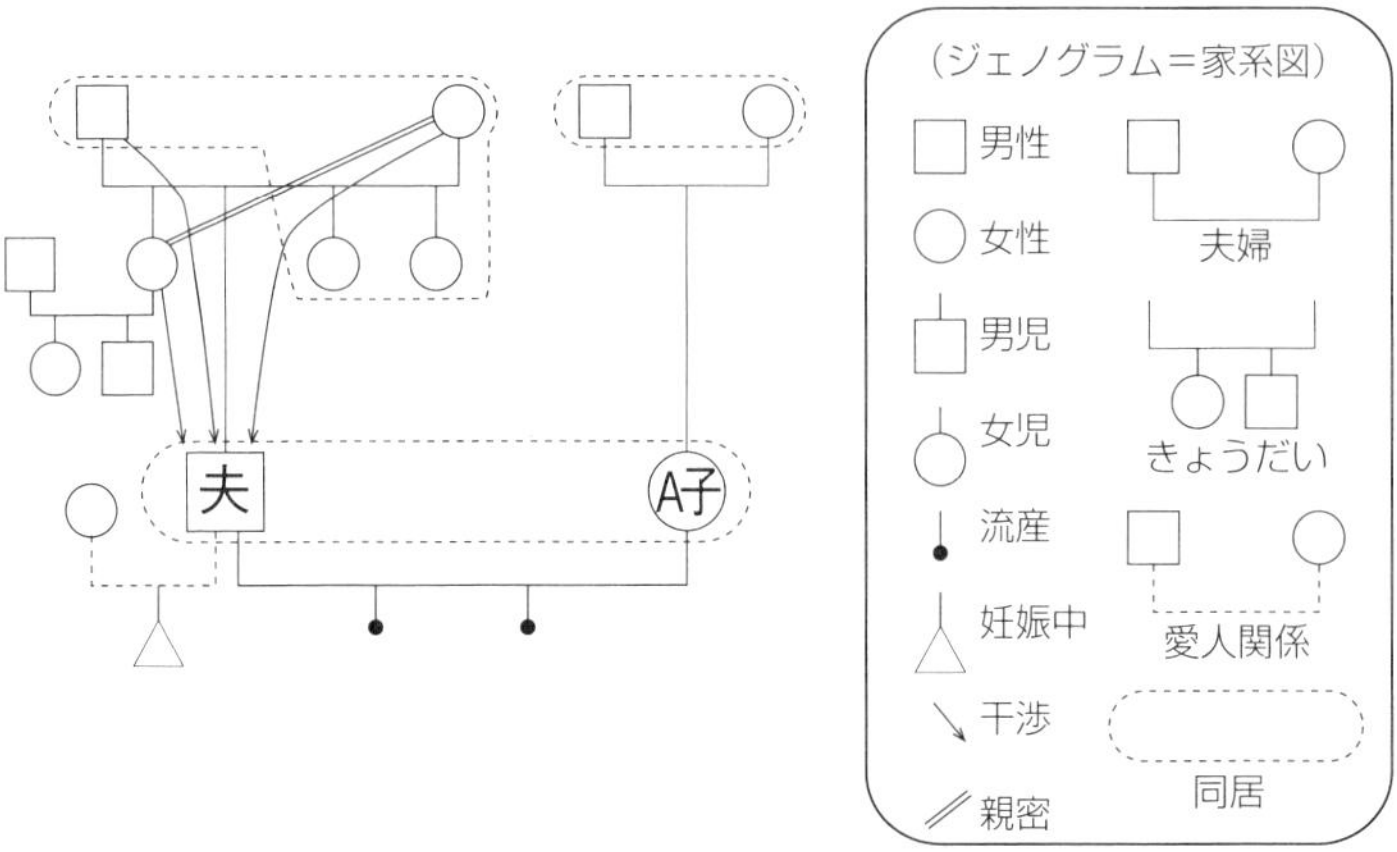

当事のＡ子のジェノグラム

構造的家族療法のキー概念

境界（ＶＳ境界破り）

①家族内・外の境界⇓血縁　福祉　宗教

②世代間境界

サブシステム（連合と同盟）

①夫婦サブシステム⇓核家族のキーは夫婦サブシステム

②両親サブシステム

③兄弟・姉妹サブシステム

④祖父母サブシステム（三世代同居）

パワー

①決定⇓名付け　就職　結婚　転居

②権力・権威⇓父親の権威　隠れ権力者　弱さの力

③お金（あからさまな力）⇓家計のキーパーソン　裏金の流れ

④暴力⇓暴力関係　やる側　ｖｓ　やられる側

原家族

婚姻関係前の実親（養育者）と兄弟姉妹のこと

次に、前述したA子さんの元義家族のエピソードは、不妊女性の人権を大きく侵害するケースか否かを考察する。

A子さん夫婦に介入したMさんの出産は、夫婦の婚姻関係が破たんすることを前提としたものであり、結果として、義家族はそこに加担していたことになる。しかし、ここでは、あえて誰が侵害したかを問うことは避けたい。結果として、誰の不妊問題が解決したのか、誰が利益を得たのか、は容易に推測するところであるが、最も重要なのは、そこに誕生した子どもの利益は守られたのか、という点には疑問が残る。仮に、本エピソードに、第三者の関わる生殖医療技術が解決手段として選択された場合を考えてみよう。Mさんという女性の存在を、代理出産、もしくは代理母に置き換えると、一見、A子さんのいう〝ドロドロとした愛憎劇〟とは違ったものに見える。しかしながら、A子さんの同意なく、Mさんの出産があるとすれば、背景に国内外の違いこそあれ、それは、前述した「インドで代理出産を依頼した日本人男性のケース」と同様のケースとなる。もちろん、男性不妊問題を解決する際にも、同様の事態が発生する可能性がある。後日談として、インドで出生し一時無国籍となった子どもに終始付き添い日本へ連れ帰ったのは、その男性の妻ではなく、男性の実母であった。

かつて、生殖医療が現在ほど進化していない時代にも、精子・卵子提供や代理出産とは違った形で、第三者の介入を得た「不妊問題の解決手段」は、確かに存在した。しかし、本書にある、過去の不妊にまつわるいずれのエピソードも、当事者の痛みを緩和し、家族の問題を解決する手段とは程遠いといえるであろう。特に、第三者の介入した不妊問題の解決手段には、当事者夫婦と、そこに介入する第三者、そして家族を含む社会の、それぞれの合意を得たうえで実行されることがその前提となる。これは、生殖医療が社会的選択肢の一つと社会認知されるうえでの必須条件でもあり、加えて、男性および女性不妊当事者の利益を損ない、家族の危機を誘発する形で第三者が介入することを許さない社会に、必要最低限の制約であると考える。

以上のように、不妊問題は、最先端科学といわれる高度生殖技術をもってしても、十分な解決手段にかわるものではないことは明らかである。また、諸所の先行研究にあるように、「生殖医療の是非」に限定した論旨により当事者家族の不妊問題が解決されることはありえない。不妊現象のような、社会が解決手段をもたない問題には、当事者とその家族に対して、より多くの選択肢を明確化するなど、その社会的解決基準を早急に提示すべきであると同時に、現在、不妊を家族の問題として、秘密裏に解決される際に発生する様々な人的リスクに対応する、援助手段の構築を忘れてはならない。

原家族同盟

「本当にいろいろあったけど……私にとって、唯一の救いは、早い時期に、〝このまま、ここにいちゃいけない〟って気がついたことかな。だから、自分の意思で〝家族をやめよう〟って決めることができた。私には、身近に大切な友人がいて、遠くには長年の親友や、実の妹のように可愛い従妹たちもいた。そして、誰よりも私を愛し、強い人間に育ててくれた両親の存在があった。そのことに、あるとき、ふと気がついたの。ずっと変わらずあった存在なのに、不妊で悩んでいた頃には、あまり深く考えずにいた。周りが見えなくなっていたのかもしれないわね。私を大切に思う人たちがこんなに大勢いたのに、私が目を向けていたのは、〝子どもができないことについて、何かをいう人たち〟ばかりで……気にしていることを指摘されると、その部分ばかりクローズアップされ余計気になる、その繰り返し。だから、気がついたというより、目覚めたという表現のほうがふさわしいかもしれない。ああ、私は、自分自身を誰よりも粗末にしてきたんじゃないか、って思った。こころから反省したの。そのきっかけとなったのは、Mさんに会った後、実家の両親に一連の出来事を打ち明けたとき。実は、それまで、両親には何も言えずにいたの」。

先ほどとはうって変わった表情を見せ、時折胸に手を当てながら、まるで、許しを乞うような仕草で静かに語った。

「あの事故の後、いつも私の体調を心配する母と、顔をみるたび〝仲良くやってるか？　幸せに暮らしているか？〟と、冷やかすように質問する父だった。ある日、久しぶりに実家に帰り、親子の挨拶が済んだあと、両親に話をしたの」。

この後に続く語りは、A子さんと彼女の両親とのあいだに口頭で交わされた、実際のやり取りを本人が再現したものである。以下にその要約を、可能な限りA子さんの語りのままに記す。

父

父：「何ということを！　ゆるさん！　お父さんは、Kくん（A子さんの夫）を絶対に許さん！　そんな……そんなことがあっていいものか！　人として、男として、していいことと悪いことがある。そんなこともわからない奴じゃないはずだ！　確かに、お父さんはA子が可愛い。でも、Kくんも本当の息子のように、可愛く思ってきたんだ。一体、何があったんだ？　お前たちに何かあったのか？　いつも、あんなに仲がよかったじゃないか」。

――「私たちに問題があるんじゃないの。私たち二人の問題じゃなくなったから、こうなってしまったの」。

父：「その女の人はどういう人なんだ？」。

――友人と3人で話をした経緯を説明。

父：「そういう女性は世の中にたくさんいる。問題は、そういったことにどう対応するかで決まる。向こうの親御さん（義両親）は何も言ってこないが、どういった了見をもっているか知っているのか？」。

――Mさんへの、義両親の対応を話す。

父：「何ということだ……ひとの娘を……ひとの娘をなんと思っているんだ!!　ひとの親ならできることじゃない。向こうにも娘がいるじゃないか。自分の娘が同じことをされて平気なはずはない。Kくんも悪いが、向こうの両親は、もっと悪い。子をもつ親のすることじゃない。まともな親なら、まず、A子に謝罪を入れ、次に、その女性にそれなりのけじめをつけさせるべきだ。それを……自分の息子の不始末を棚に上げ、A子の知らないうちに、その女性の面倒を親がみるなんて、聞いたことがない。できた子どもはしようがない。その責任は、当然とらなきゃならない。しかし、なぜ、A子に何もしようとしないんだ。こんなことになって、親として、責任をもって、こちらに報告すべきではないか。なんという常識の無い！　無責任にもほどがある。お父さんたちは（それでも）構わない。でも、A子には、義理の親としてなすべきことがあるんじゃないのか。まがりなりにも、家族になって、もう何年になる？　たった一人の娘に、こんなことをされて……こんな屈辱はうまれて初めてだ。そんなところ、いつまでもいなくていい。早く帰ってきなさい。それより、まず、Kくんをここへ呼んできなさい！」。

――「話せばこうなることは分かっていた。だから、ぎりぎりまで、実家に報告することは避けていた。起きたことの重大さを知っていたから。言えば、（夫婦の関係は）終わりだと思っていたの。結局、私はカレを実家に呼ぶことはしなかった。父の意向は伝えたんだけど、どう考えても修羅場になるのは目に見えていたから……それに、私のなかでは、徐々に見切りをつけ始めていたの。

もう、どうがんばっても、関係は元には戻らないだろうって。それに、子どももじき産まれてくるころだったしね。なんか、これ以上〝事を荒立てたくなかった〟っていうか。一つだけ、心残りなのは、しばらく、いや、もっとかもしれないけど、父の気持ちはおさまらなかっただろう、ということ。それだけが心残り。昔から、晩酌程度のお酒は夕食の際にたしなんでいたけれど、「最近お酒の量が増えた」と言って、母が心配していた時期があったの。そういえば、母は、私が父と話しているあいだ、終始うつむき、そっと鼻をすすっていたな……父にも母にも辛い思いをさせた。申し訳ないことしたなぁって……つくづく親不孝な娘だったなぁって、今でも思ってる」。

母

母：「一緒になって五〇年は経つけど、お父さんがあんなに怒るのを初めてみた。同じ男性として、お父さんは厳しいことを言うけれど、今回ばかりは仕方がないわね。向こうのみなさんは、それだけのことをしたんだから。Kくんも、もう後には引けないでしょう。気持ちの優しい人だから、自分で何とかしないといけないと思ってるんじゃないの？　今はまだ、子どもが産まれてないから離婚したくないと言っているけれど、子どもが産まれたらそうはいかない。その時はKくんも、もう、A子をあきらめるしかないでしょうよ。お父さんも、お母さんも、A子が可愛いだけに、Kくんの〝自分の子がほしい〟気持ちは理解できる。でもねぇ……もっと、別の方法があったんじゃないかしら。自分の奥さんをこんなに悲しませて……A子も辛いだろうけど、一番辛いのは、Kくんかもしれないね」。

──「母は、わりと寡黙な人で、陽気で話好きな父と会話しながら、いつも笑顔で隣に座っていた。それでも、肝心な時には、常に冷静で客観的な意見を言ってくれる、私のよきアドバイザーだった。その時も、激怒する父とは対照的に、私に起きたことを静かに悲しんでいた。私に、というより、起きた出来事そのものを、悲しんでいたのかもしれない。〝誰が・何が悪い〟ではなく、〝どうすればいいか〟をいつも一緒に考えてくれる母だったから。でも、さすがにあの頃は、母も疲れ切っていたようだった。毎日父をなだめながら、私の相談に乗ってくれていたので、大変だったと思う。母は、多くを語らないけれど、とても胸を痛めていたはず。母にも苦労かけた。あ、そういえば、もしかすると、あの時きいた〝母のひとこと〟が、その後の私の人生の決定打となったかもしれない。母はね、こういったの」。

母：「すべて、A子次第よ。たとえ他の女性に子どもができても、A子がKくんの奥さんであることに変わりはない。A子がそれでいいなら、離婚しなければいい。お父さんもお母さんも、一緒に向こうの家に行き、Kくんのご両親に話をつけてあげる。でも、それでA子は幸せなの？　お母さんは、A子が幸せになれるのなら、どんなことでもする。これは、お父さんも同じ。親というのはね、わが子の為なら、自分たちがどんな目にあっても構わないと思っているものなのよ。だから、自分で決めなさい。お父さんとお母さんは、A子のしたいように、させてあげたいと思っている」。

「母のことばがあったから、私は自分で決めることができた。あの家から出ていこう。家族の元へ戻ろう、って」。

最後にひとこと、「以上で、私の話は終わり」と結び、その日の話は一旦終結した。

第13章　リセット

記録は語る

最後にA子さんと会ってから、ずいぶん時が経つ。その間、私は彼女の語りを記録することに専念していた。

これまでに記述したA子さんの語りは、彼女の結婚後、不妊に悩みはじめた頃にはじまり、その婚姻関係が終わるまでの「家族の物語」であり、同時に、互いの関係を深め、A子さんの経験を共有した記録でもある。振り返れば、彼女は実に、情感を込めて私に語りかけていたと思う。悲しい体験を悲しく、苦しかったころの出来事を苦しそうに再現した。目前に展開する物語は、ときに時空を超え、あたかも聴き手である私が、いま体験しているかのような錯覚を覚えることもあった。途中、時折見せる満面の笑みに現在の彼女をみることで、かろうじて現実に戻り、その役目を全うすることができたのではないだろうか。その関係に、同じ不妊当事者体験をもつ〝ピアであることのリスク〟が生じていたことは否定できない。ときに、「傾聴と共感」は同調にかわり、さらに、自身が経験したことのない「話し手の体験」を聴くことで、新たな痛み・苦しみを追体験するという、同質の体験をもつピアならではの危険性をはらむ面接であった。私にとって、それほど疲労感を覚える話し手であったことが、今は理解できる。同時に、面接を振り返る作業が、いかに大切かを実感している。

日頃、対人援助職者として、自身の持つ専門性とその力量を自覚し、心身の安定に留意しつつその役割を果たすことをこころがけている。しかし、時として、自身の専門性から外れ、思いがけない方向へ展開する語りに戸惑うことがある。今回のA子さんのケースがそれに相当する。当初、「不妊体験を聴く」ことにその目的があったA子さんの語りは、「不妊を経験した家族の物語」として結末を迎えた。そこには、不妊現象が巻き起こした様々な問題を提起していたように思う。

書きつづった記録を読み返し、さらに、尋ねたいことや確認したいことがあった。彼女はなぜ、いま、私に、それを語ったのだろう。そして、語り終えたいま、彼女は何を思うのであろうか。記録をたどりつつ、脳裏から払拭できないそれらの疑念を、先日のお礼に添えて、A子さんに問うてみた。

最後の願い

あまり日を開けず、A子さんから手紙が届く。そこには、先日送った質問に対して、丁寧に回答する彼女の文面がつづられていた。本書では、A子さんの意志により、以下に原文のまま転記することとした。

「拝啓、先日は長時間にわたり、私事の浮かぬ話に耳を傾けていただき、誠にありがとうございました。当初は思いも及ばなかったことですが、その後、実にすっきりとした気持ちで日々過ごしております。あらためて申し上げますが、これまでにお話しした内容は、私の結婚生活の一部分にしかすぎません。もちろん、長い年月不妊に苦しんだことも事実ですが、結婚生活の大半を、元夫と仲良く楽しく、幸せな時間を過ごしたことを言い忘れておりました。また、その昔、私の義家族だった方々も、皆心優しい勤勉な方々であったことをお伝えしたく思います。また、そんなつもりはなかったのですが、不妊の話をするときは、辛い・苦しい思いばかりが先にたち、悲劇のヒロインになった気分で話す癖があるように思います。あれから既に一五年が経つというのに、今回あなたに話すことで、あらためて気づきました。

実は、先日届いたあなたの質問の答えを探しているときに、とても大事なことを伝え忘れていたことを思い出しました。それは、五年前に亡くなった父の遺言です。父は生前、こんなことを私に言い残していました。

『お父さんは、生きているうちに自分の孫をみることはできなかったけれど、A子という宝を授かったんだから幸せものだ。自分の娘は本当に可愛い。可愛いだけに、その思いをA子にも経験させてやりたかった。そう思うと、A子が不憫でならない。お前には兄弟姉妹もない。だから、お前が再婚しない限り、お父さんとお母さんが死んだ後、天涯孤独の身になることは覚悟しておきなさい。そして、次に結婚するならば、A子に子どもができなくてもいい、という人と一緒になりなさい。お前を可愛く思う男性は、世の中にたくさんいるはずだ。そんな男性と一緒になればいい。もう、済んだことだが、Kくんのしたことは許せないことだ。しかし、同じ男性として、彼の気持ちもわからないでもない。自分の子どもはみてみたいからな。Kくんの失敗は、ただ一つ。A子を手放したこと。そこで、男としての人生は、終わったことだろう。まぁ、彼の子どもが無事育っているのなら、それでいい。父親として元気で暮らしているのなら、それはそれでいいことだ。お父さんは、いまA子が元気に頑張っている姿をみているだけで安心だからな。A子は、いつか自分の経験を誰かの役に立てたいと考えているようだが、それをお父さんは心配に思う。世のなかには、いろんな人がいるからな。でも、A子は何も悪くない。人に後ろ指さされることは、何一つしていないんだから、自分の言いたいことを言えばいいんだ。お父さんたちが、いつも応援していることを忘れるなよ。

ただ一つ、お願いがある。遺言だと思って聞いてくれ。今後、もし、この話を誰かにすることがあるならば、それはお父さんが死んだあとにしてくれ。A子の経験が誰かの為に役に立つのかどうか、お父さんにはよくわからない。しかし、Ａ子と同じように、たくさんの不妊に悩む人たちが、今のお前をみたならば、それは励みになるだろう。お父さんは、お前に十分なことをしてやれなかったかもしれないけれど、お父さんがお前に話したことや、お前をどんなに可愛く思っているのかを話してくれたら嬉しい。でも、それは、お父さんが死んだあとでいいだろう。Ａ子は、お父さんたちも経験したことのないことを経験した強い子だ。お父さんは、自分の娘を誇りに思う。恥ずかしくて他人には言えないがね。お前ならきっと、思うように生きていけるだろう。お父さんが死んだあとも、お前の人生は続く。できれば、お前を本当に大切にしてくれる男性が現れてくれると、なお嬉しいんだが……まぁ、お前の人生だ。お前の好きに生きればいい。お父さんは、お前がさびしくなければ、それでいい。そのことを忘れないでくれ』。

以上が、父が残したことばです。もう、お分かりいただけたでしょうか？　私が、「なぜ、いま、あなたに」話したのかを。父が亡くなって五年が過ぎ、あなたに〝それを話すこと〟で、父の願いをかなえる私になれたのです。娘として、「父の最後の願い」にこたえる為にできた事なのかもしれません。

遺言にもあるように、私があなたにお話しした理由は、「私の経験を活かしていただきたい」との思いからです。以前にも申し上げた記憶があるのですが、私の体験を誰かの為に役立てるには、「たくさんの個人の体験」が必要なこと、そして、いまこの瞬間も不妊に悩む人がいて、次々に同じ悩みを抱える人たちが増えていく現状を、あなたから知りました。だからこそ、いま、伝えたいと思ったのです。私と同じ思いをする人が現れないように、二度とこのようなことが無いようにとの思いから、あなたと一緒に声をあげたかったのです。

私の願いは、①不妊問題の解決に、情報提供や家族に起きる様々な問題に対応する相談業務などの人的支援を、②実子を望めない当事者カップルに、子どもを育てるチャンスを、社会に導線として準備してほしいという二点です。私は、その導線に敷き詰める小石の一つとなりたいのです。先日、一緒に参加したシンポジウムの登壇しておられた当事者の方々も、おそらく同じ思いなのでは、と考えます。先人の知恵、とは言い過ぎかもしれませんが、「過去の経験」が役立つとすれば、たとえそれが成功であれ失敗であれ、資源の一つになると考えます。

私の場合、両親やみんなの支援を受けて、より幸福な人生への距離が縮まりました。その支援無しには、いまの私は存在しなかったのです。でも、これまでの人生は、不妊がそうであったように、決して自ら選んだものではありません。幸せになりたくて結婚したのですから、離婚もしかり。そう考える事ができるようになったのは、ごく最近のことです。でも唯一、いまだに不妊だけは、どう考えても理不尽で、つじつまが合わないまま。私は、今も時々、〝神さま。なぜ、私に不妊という試練をお与えになったのですか?〟と問うことがあります。そう問いかけながら、これからの人生を、自分でつくっていこうと思っています。

パートナーと共に送る人生に起こる様々な出来事へは、二人にとって最善の選択肢を見つけ力を合わせて乗り越えて欲しい。いま、不妊に悩むご夫婦に、私はそう伝えたい。最近は、かつて一度は家族となった人たちにも感謝できるようになりました。その方たちと共に、家族として過ごした一五年は、「家族と子ども」について真剣に考える好機だったと思えるようになったのです。また、現在までの、その後の一五年間は、その時産まれた（カレの）子どもを受け入れ、その成長を願う親性が育つ期間だったのかもしれません。そして、「経験を伝える自分」に成長するため、同時に、亡き父の願いをかなえるために必要な時間だったと考えています。その間、どんな時も、何が起きても変わらないのは、いつも私を見守り続けてくれた人々でした。私を導いてくださった先生方をはじめ、身近な友や遠くの仲間たち、さらに、日々声を掛け合う隣人など、今ではみんなが、私にとっての家族です。

実は、あなたにお話した内容は、〝私が墓場まで持っていこう〟と密かに思っていた出来事でした。誰にも話せない、と勝手に思い込んでいたのは、自分自身だったのですね。自分で自分を縛っていたことに気付きました。これからも、何か思うことがあれば、あなたに聴いてもらいたいと思います。そして、私にできる事があれば、いつでも声をかけてください。一緒に声をあげていきたいと思います。今日は随分長くなりましたね。それでは、この辺で失礼します」。

A子さんから届いた手紙の其処此処に、私の思いがつづられていた。手紙にある彼女の願いは確かに、現在、社会に潜在する「不妊当事者家族の課題」とも重なる。それらを形にし、社会システムとして確立することが、私に課せられた次の使命であり、それが、彼女の願いでもある。この日から、私たちは、共に生きる運命共同体となった。

ファミリー・サポート・アライアンス

二〇一二年、卵子・精子の提供、胚（受精卵）の提供、また、代理出産など、第三者の介入した妊娠・出産に関わる生殖の問題を含め、高齢出産など、近年、生殖医療が社会に提起する問題に対しては、様々な角度からの議論が巻き起こる。医学、社会学、生命倫理、ジェンダーなど多岐にわたる多彩な論客たちは、進化する生殖医療技術に歯止めをかけるかのように、その是非を問う。一方で、二〇〇六年に京都大学山中伸弥教授は、一般に万能細胞と呼ばれる「ｉＰＳ細胞（人工多能性幹細胞）」の作成に成功した。この画期的な細胞の作製には、不妊治療でつかわれなかった卵子などの提供を受け、体外授精を応用した技術を経て作製された「ＥＳ細胞（胚性幹細胞）」がその基盤にあるという。本研究に象徴される現代化学の進化は、世界中の難病を抱える当事者とその家族に希望と勇気を与える画期的な成果として称賛されている。

二〇一〇年国内では、マウスのｉＰＳ／ＥＳ細胞から精子をつくり、顕微授精によりマウスの子どもを誕生させる実験が成功に至った。さらに、二〇一一年アメリカの研究チームが、ヒトの卵子を用いた新しいｉＰＳ細胞の作製に成功した報告を受け、文部科学省生命倫理・安全部会専門委員会は、ヒトクローン規制法に基づき、国内での作製を当面見送る方針で合意した。「子孫を残す」という特別な役割をもつ生殖細胞の人間への応用には、今も、技術的、倫理的観点から問題が残るという理由からである。

確かに、生殖細胞の作製により、科学は、子孫を残すために「血を継承すること」、つまりは、不妊カップルの問題解決の一助となる技術を持つに至った。その結果、科学が「新たな第三者」にかわり、不妊カップルへ介入することで、家族の問題解決手段となり得る可能性を秘めていることも否定できない。しかし最も重要な課題は、それ以前に、不妊問題に直面したカップルが、「私たちの家族をどうつくるか」の合意なくして、問題解決はあり得ない、という点にある。我々は、そのことを決して忘れてはならない。次世代を生きるカップルが「どう家族をつくるのか」は、たとえ親であれ、科学者であれ、識者であれ、決定する権利を持たず、また、援助者は、カップルの合意なしに、共に向かう方向性を決めることをしてはならない。その前提でみる生殖細胞の応用には、科学者や識者のほかに、家族援助の専門性を持つ援助者と当事者からの、具体的かつ現実的な意見を包括した倫理的観点から結論を導くことは必須となる。現代に生きる、「①実際の家族観にそぐわない倫理的観点」からの問題解決や、「②生殖医療に偏った」法規制を設けるといった解決と、「③社会的に解決する」ことの三点が、「似て非なるもの」とならぬよう、社会に法整備をする際には、皆で注意を払わなければならないと考える。

次に、これまで時間をかけ、A子さんとの面接を記述する過程で、現代社会に欠落していたシステムの断片を垣間見る機会を得た。ここでは、「Family support alliance（家族支援同盟）」の視座で、その社会システムを検証することを試みる。

初めに、「子どもをのぞんでも自然には授からない」という不妊問題に直面した当事者たちには、①自然に子どもが授かる可能性を残し夫婦二人で生活する、②実子を得る可能性を高めるため生殖医療の協力を得て不妊を治療する、③血縁意識を外し、家庭を必要とする子どもと出会い家族をつくる、の三つの選択肢があると提起する。

まず、①の選択肢は、不妊当事者カップルの合意により決定する。その場合、互いの原家族やその他の対人関係は、カップルの決定を尊重し、その決定に〝関わらない〟ことが重要である。あくまでも、カップルの決定には、本人たちが望まない限り、カップル以外の他者が関与することは、効果的とはいえない。

次に、②生殖医療を選択することに関しては、その是非を含め、生殖医療の治療特性に起因する倫理上の問題点などの議論が社会にあるなか、当事者たちに唯一実子をもつ可能性を秘めた手段として重要な選択肢となっている。しかし実際には、不妊治療が「社会に容認されている選択肢」とは言いにくい現状がある。当事者と社会との乖離した実際は、不妊当事者でつくる自助団体ＮＰＯ法人ＦｉｎｅのＨＰ等をみると明らかである。しかし一方では、医療者から提供する「不妊治療に関する無料冊子や治療説明書」などが、不妊当事者に向けて数多く一般に刊行されている。これらは、生殖医療が発信する医療情報であり、結果として、不妊カップルは、生殖医療に関する豊富な情報を容易に入手することができる。しかし当事者が暮らす社会には、医療情報の他に、実子以外の子どもを養育するための情報、つまり、不妊を治療する以外の選択肢が、不妊当事者へ向けて発信される機会は皆無に等しかった。

最後に、③を選択する際には、児童保護法に基づく社会的擁護下にある子どもがその対象となるため、彼らを擁護・養育する児童相談所や乳児院、または、行政の児童福祉担当者等の協力を得て、その手続きを踏むことは必須となっている。生殖医療技術を駆使しても妊娠できない不妊カップルが存在する一方で、保護者のいない児童、被虐待児など家庭環境上養護が必要な社会的養護下にある児童は約四万五〇〇〇人に上るとの報告がある。さらに近年、要保護児童数の増加に伴い、ここ十数年で、児童養護施設の入所児童数は約一・一一倍、乳児院は約一・二〇倍に増加する一方で、里親等委託児童数は二・〇六倍に増加したという。しかしながら、このような社会的擁護にある子どもたちと出会い、里親または養親となり家族をつくる、という決定権は当事者カップルにも、当然、子どもにもない。その決定権は、子どもを擁護する立場にある援助者に委ねられているのが実情である。不妊当事者カップルが、親としてふさわしいか否か、親になる権利を与えるか否かの権限を、彼らが握っていることになる。この現状から、国内の不妊当事者と「家庭を必要とする子ども」の出会いは、血縁に頼らない新たな家族形成の一助となるのではないかとの仮説を立て、調査を開始した。

③の、里親・養親となり家族をつくる選択肢は、生殖医療の普及以前より存在する社会選択肢である。しかし「不妊を家族の問題」として扱ってこなかった社会には、不妊当事者が子どもと出会う

ことを前提とした社会システムや援助手段は皆無であった。調査では、実際に、一部の行政や児童相談所・乳児院の担当者たち、民間の児童養護（家庭養護）施設には、不妊当事者カップルの訪問を待ち望んでいる担当者も存在していた。にも関わらず、これまで、医療施設・行政・児童相談所のいずれも、互いに連携し協働する意識は希薄であった。そのことが、結果として、不妊当事者と子どもの利益の損失を招いていたともいえるであろう。

今後は不妊治療中の患者に向け、生殖医療施設で、常時、里親・養親となる基本的な手続きの説明や、リーフレットを配布し施設を紹介するなど、不妊治療以外の選択肢情報（①と③）を医療者から提供すること。次に、当事者を迎える児童福祉の現場や行政担当者は、不妊治療前・中・後の当事者へ、社会的擁護下にある子どもを迎えるための手続きや情報を提供し、不妊当事者の現状を把握したうえで対応すること、が当面の目標となる。ただし、それぞれには注意すべき次のポイントがある。

まず、医療者から患者へ、治療以外の選択肢情報を提供する時期は、初診時もしくは基本検査終了時に平等に提示することが望ましい。治療開始時期にすべての選択肢を提供することで、患者が自ら〝治療を選択する〟意志確認にもつながり、結果として、患者にとって〝後悔することのない不妊治療の終結〟につながる可能性が高い。長期にわたる治療の末、「もう妊娠の可能性が無い」といった医療者の判断で、告知にかかわる手段として、その時期を決めることは避けるべきである。

次に、児童福祉と行政の担当者は、不妊に対する個人的な先入観（があれば）を払拭し、当事者の現状を正しく理解したうえで、カップルが〝子どもを育てる親になること〟を共通の目的とした援助をこころがけたい。〝産んでも育てられない親〟の対極に、〝産まない・産めないが育てる親になろうとする〟カップルは確かに存在する。彼らが子どもを迎え、新しく家族をつくるプロセスの、良き理解者となり、また伴走者であってほしいと願う。

以上を前提に、社会システムとして、生殖医療施設・児童擁護施設・行政が互いに連携する家族支援同盟を形成し、そのネットワークで取り組む協働と連携のうえに、より充実した家族援助システムの構築が可能となるであろう。

二〇一〇年立命館大学では、不妊当事者と家庭を必要とする子どもたちとの出会いを願い、島根県の行政、児童相談所・乳児院、生殖医療施設（島根県　内田クリニック）の協力を得て、その導線を結ぶ小冊子（荒木晃子（二〇一〇）『あなたと〈医療機関―児童相談所&乳児院―行政〉をつなぐ「ファミリー・aim・パスポート」――家族の選択力アップガイド――』立命館大学立命館グローバル・イノベーション研究機構（R-GIRO））を作成した。県下では、現在も本冊子を活用し、生殖医療施設、児童相談所と乳児院、そして行政に所属する各援助者の連携と協働を目指している。冊子には、不妊カップルにある①②③の全選択肢を提示し、乳児院や児童養護施設で暮らす子どもたちが育つ「新たな家族の可能性」を広げることを目的とした、不妊当事者と子どもをつなぐ〈行政・福祉施設・生殖医療施設〉協働の為の刊行物である。

今後も、このような地域連携による、家族支援同盟の援助システム構築に向けた取り組みが全国各地に広がることを、筆者も心から願う一人である。

付記

本書の一部は、対人援助学会季刊誌として連載中の「不妊治療現場の現在・過去・未来」に修正を加え、書き下ろしたものである。対人援助学会ホームページ　http://www.humanservices.jp/index.html

おわりに

　本書を書き終えるにあたり、いま、あらためて思うことがあります。それは、たとえ将来、高度生殖医療がどんな進化を遂げたとしても、また、新たなiPS細胞により人工的に精子や卵子を作製することができたとしても、「不妊と家族の問題」が容易に解決されることはないだろうということです。そもそも、不妊現象そのものが、「自然に妊娠・出産できない」ことに端を発する苦悩なのであって、その苦悩を完全に取り払うには、自然に妊娠・出産する以外に道はない――これが不妊問題の実際です。

　近年、代理出産、精子提供、卵子提供、海外の生殖ビジネスの情報など、不妊当事者が〝子どもを持つこと〟への多様な選択肢が、センセーショナルに報道されるニュースを頻繁に耳にします。それらは、「当事者のエゴだ」、「誕生した子どもがかわいそう」、「そこまでして自分の子どもがほしいのか」、「お金があるからできた」、「他者のからだを侵襲している」といった、いったい誰を・何を咎めているのか、何のために批判するのかよくわからないことばが多いように思います。ただ、言えることは、決して不妊当事者の為にと発したことばではない、ということです。それらは結果として、不妊当事者カップルが、先にあげた〝何らかの手段〟で授かった子どもと暮らす、当事者家族に向けて送られるメッセージとなっているのではないかと危惧しています。私は、それらのセンセーショナルな報道や批判めいた発言を耳にするたび、耳をふさぎおびえて暮らす小さな家族を思い、胸が痛むのです。

今や、その選択と決断を迫られているのは、当事者と医療者だけではありません。生殖医療に対する早急な法整備や、「家庭を必要とする子どもたち」を里子や養子に迎えるための制度改革など、時代に沿った変革と対応が必要な現在、社会が向かうべき方向性さえも見失っているように感じます。不妊現象の解決に、誰も・何も決められぬ社会の中で、いまも、当事者家族は彷徨っている――それが、不妊当事者の苦悩です。

この現状が続く限り、不妊現象は変わらず当事者と家族をその渦中に巻きこむことでしょう。近い将来、新たに開拓されるであろう不妊問題の解決手段は、当事者の選択肢をさらに増やし、その決断にさらなる精査を迫るにちがいありません。この世から、不妊という現象が無くなることなしに、当事者とその家族の苦悩は消えることはあり得ないのです。不妊現象は永遠に「家族の問題」としてその関係に潜在し続けることでしょう。

不妊現象は、たとえていうなら、家族を覆い尽くす暗黒の闇です。その威力は、地上のあらゆるものを天に巻き上げるほど強力で、家族という小さな生命体を破壊する力をも持っています。吹き荒れる砂嵐の中で、当事者家族は、力を合わせて互いを守り抜くしか術がない――突然襲ってきた不妊現象という名の暗黒の闇からひとすじの光が差しこむその日まで、握りしめた家族の手を離さずにいることが大切なのです。家族の誰に、いつ、何か起きたとしても、この事だけは忘れないでいて下さい。

では、不妊現象を解決する手段は、無いに等しいのでしょうか？　いいえ、そうではありません。不妊現象を体験したカップルが、〝私たちの解決手段〟を決断すればいいのです。子どもを迎えた後は、それぞれの家族と共に、子どもを育む家族となればよいのです。

もし、子どもがいないと家族と呼べないのでしょうか？　いいえ、子どもがいなくても、家族は家族。カップルが共に暮らし、その人生を二人三脚で歩むなら、それもまた家族です。

「子どもを育てる里親・養親になる」ことは、不妊治療を検討することと同じくらい、お二人にとって重要な検討課題となり、同時に、それぞれに、乗り越えなければならない身体的、精神的、社会的リスクもあります。しかし、たとえそれがどんなに辛くても、二人で力を合わせれば乗り越えられる。未来に築く家族は、二人がつくっていく家族なのです。


私が本書で伝えたかったことは以上です。何故か、「おわりに」が私にとっての最大の難関となりました。

生きていると、予期せぬ出来事が次々と起こるものです。実は先日、入院中の母が一時危篤状態となり、おろおろするばかりの私は、晃洋書房の井上氏や先生方のあたたかな見守りの中で、本書を完成するに至りました。ここにあらためて、皆さまにお礼とともに感謝申し上げたいと思います。

いまこの時を、病院のベッドで身じろぎもできず横たわる母も、こころのどこかで心配していることでしょう。経口摂取もストップし、意志疎通もままならぬ現在の母にとっては、「生きること」が私への応援メッセージなのだと思っています。きっと、天国にいる父も喜んでくれていると思います。よく頑張ったね、と。

本書を書き終えるにあたり、脳裏に浮かぶのはこれまでに出会った方々のことばかり。ほんとうに、皆さまに感謝です。

そして、いつもすぐそばで応援してくれているあなたへ、こころからのありがとうを送ります。

二〇一二年七月吉日

荒木晃子

参考文献

荒木晃子（二〇〇六）「不妊カウンセリングの固有な機能と必要性——不妊治療の対人援助に関する研究——」立命館大学大学院修士論文　第2章、六—一三頁。

荒木晃子（二〇〇八）「不妊心理に起因する『生殖医療の問題』に関する一考察」立命館人間科学研究、16、八一—九四頁。

荒木晃子（二〇〇九）「不妊心理をめぐる『生殖と医療』の援助臨床実践報告——サイレントマイノリティの社会化——」立命館人間科学研究、18、六三—七五頁。

荒木晃子（二〇一〇）『あなたと〈医療機関—児童相談所&乳児院—行政〉をつなぐ「ファミリー・aim・パスポート」——家族の選択力アップガイド——』立命館大学立命館グローバル・イノベーション研究機構（R-GIRO）。

石原理（二〇一〇）『生殖医療と家族のかたち——先進国スウェーデンの実践』平凡社（平凡社新書）、一五七頁。

荻野美穂（二〇〇八）『「家族計画」への道——近代日本の生殖をめぐる政治』岩波書店。

ジャック・テスタール（二〇〇五）『透明な卵〈補助生殖医療の未来〉』法政大学出版局。

白井千晶（二〇〇四）「男性不妊の歴史と文化」『不妊と男性』青弓社。

田中俊之（二〇〇四）「男性問題としての不妊〈男らしさ〉と生殖能力の関係をめぐって」『不妊と男性』青弓社。

西村理恵（二〇〇四）「不妊女性を支える男性たち」『不妊と男性』青弓社。

水谷仁（二〇〇八）『再生医療への道を切り開く「iPS細胞（人工多能性幹細胞）」』ニュートンプレス。

山口研一郎（一九九五）『生命をもてあそぶ現代の医療』社会評論社。

吉田菜穂子（二〇〇九）『子どものいない夫婦のための「里親ガイド」――家庭を必要とする子どもの親になる――』明石書店。

《著者紹介》

荒木晃子（あらき　あきこ）

福岡県に生まれる．立命館大学大学院応用人間科学研究科修士課程修了後，現在，同大学立命館グローバル・イノベーション研究機構（R-GIRO）客員研究員．他に，大阪府内の精神科クリニックと島根県松江市にある医殖医療施設内田クリニックの心理カウンセラーとして勤務する．島根家族援助研究会主宰．

主要業績

「不妊カウンセリングの固有な機能と必要性――不妊治療の対人援助に関する研究――」立命館大学大学院修士論文，2006年．

「不妊心理に起因する『生殖医療の問題』に関する一考察」立命館人間科学研究，16．

「不妊心理をめぐる『生殖と医療』の援助臨床実践報告――サイレントマイノリティの社会化――」立命館人間科学研究，18．

「不妊現象の構造化と臨床社会的概念に関する考察――不妊と個・家族・社会――」立命館人間化学研究，19．

『あなたと〈医療機関―児童相談所＆乳児院―行政〉をつなぐ「ファミリー・aim・パスポート」――家族の選択力アップガイド――』立命館大学立命館 R-GIRO 研究プログラム「法と心理学」研究拠点の創成，2010年．

A子と不妊治療
――日本初の不妊治療医療過誤訴訟を経て――

2012年10月10日　初版第1刷発行　　＊定価はカバーに表示してあります

著者の了解により検印省略

著　者　荒木晃子©
発行者　上田芳樹
印刷者　河野俊昭

発行所　株式会社　晃洋書房
〒615-0026　京都市右京区西院北矢掛町7番地
電話　075（312）0788番㈹
振替口座　01040-6-32280

印刷　西濃印刷㈱
製本　藤原製本㈱

ISBN978-4-7710-2365-9

悩むことは一人きりで出来るけれど、
ハッピーになったり
元気になることは自分以外の力が必要

『A子と依存症―絶望と回復の軌跡―』

ともに歩む会　編

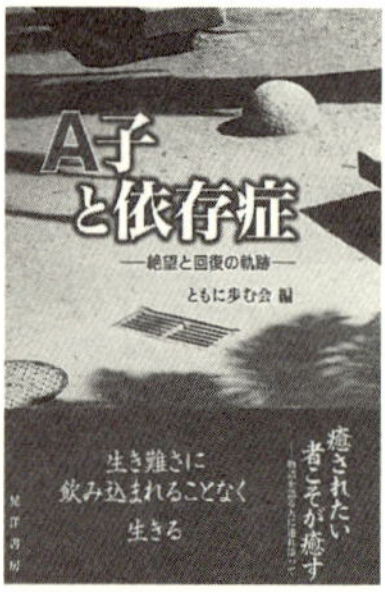

依存症からの脱出

私がギャンブルを止めることが、姉の供養だと思っています。

四六判上製本　234頁　2415円（税込）
ISBN 978-4-7710-1874-7

第一章　患う女性たちの回復とエンパワーメント
第二章　被害者意識を超えて
第三章　怒りを生きる力に換えて
第四章　癒されたい者こそが癒す
第五章　つながりを通しての回復
第六章　薬物依存症者への回復支援において看護は何ができるのか

むしろ、障がいを抱えてもこの世に誕生したその小さな命と、
それを育み無事に出産した母親の奇跡を愛しんでほしい.

『ダウン症者・家族が幸せに暮らすために』

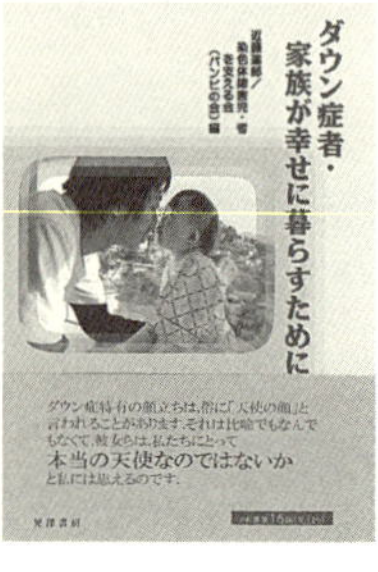

生んでくれてありがとう

近藤達郎/染色体障害児・者を支える会（バンビの会）編

四六判上製本　276頁　2310円（税込）
ISBN　978-4-7710-2284-3

本邦初！

長崎県下の21家族が実名で寄せた手記+専門医からの提言！